U0307238

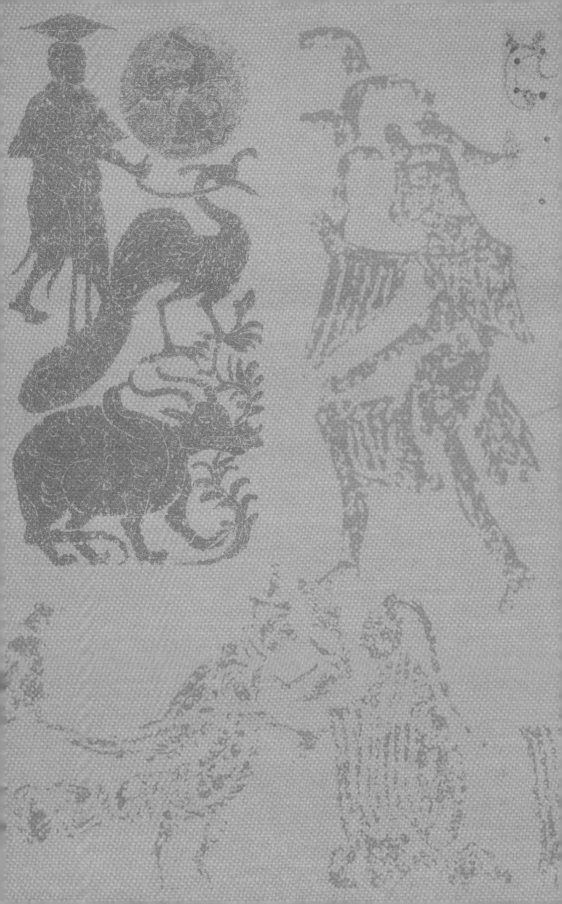

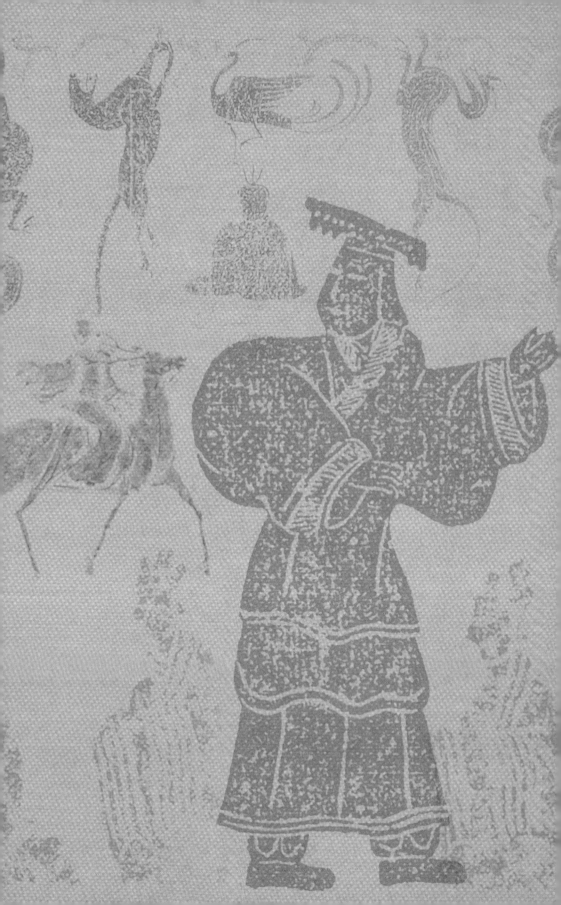

中国古医籍整理丛书

青囊药性赋

明·罗必炜　参订

曹宜　樊晓峰　校注

中国中医药出版社

·北京·

图书在版编目（CIP）数据

青囊药性赋/（明）罗必炜参订；曹宜，樊晓峰校注．—北京：中国中医药出版社，2015.12（2020.8重印）

（中国古医籍整理丛书）

ISBN 978 - 7 - 5132 - 3064 - 3

Ⅰ．①青⋯　Ⅱ．①罗⋯②曹⋯③樊⋯　Ⅲ．①药性歌赋－中国－明代②中药性味－中国－明代　Ⅳ．①R285.1

中国版本图书馆 CIP 数据核字（2015）第 317282 号

中 国 中 医 药 出 版 社 出 版
北京经济技术开发区科创十三街 31 号院二区 8 号楼
邮政编码　100176
传真　010 64405750
廊坊市祥丰印刷有限公司印刷
各地新华书店经销

*

开本 710×1000　1/16　印张 11　字数 75 千字
2015 年 12 月第 1 版　2020 年 8 月第 2 次印刷
书　号　ISBN 978 - 7 - 5132 - 3064 - 3

*

定价　35.00 元
网址　www.cptcm.com

国家中医药管理局
中医药古籍保护与利用能力建设项目
组织工作委员会

主 任 委 员 王国强

副 主 任 委 员 王志勇　李大宁

执 行 主 任 委 员 曹洪欣　苏钢强　王国辰　欧阳兵

执行副主任委员 李　昱　武　东　李秀明　张成博

委　　　　员

各省市项目组分管领导和主要专家

（山东省）武继彪　欧阳兵　张成博　贾青顺

（江苏省）吴勉华　周仲瑛　段金廒　胡　烈

（上海市）张怀琼　季　光　严世芸　段逸山

（福建省）阮诗玮　陈立典　李灿东　纪立金

（浙江省）徐伟伟　范永升　柴可群　盛增秀

（陕西省）黄立勋　呼　燕　魏少阳　苏荣彪

（河南省）夏祖昌　刘文第　韩新峰　许敬生

（辽宁省）杨关林　康廷国　石　岩　李德新

（四川省）杨殿兴　梁繁荣　余曙光　张　毅

各项目组负责人

王振国（山东省）　　王旭东（江苏省）　　张如青（上海市）

李灿东（福建省）　　陈勇毅（浙江省）　　焦振廉（陕西省）

蔡永敏（河南省）　　鞠宝兆（辽宁省）　　和中浚（四川省）

前　言

中医药古籍是传承中华优秀文化的重要载体，也是中医学传承数千年的知识宝库，凝聚着中华民族特有的精神价值、思维方法、生命理论和医疗经验，不仅对于传承中医学术具有重要的历史价值，更是现代中医药科技创新和学术进步的源头和根基。保护和利用好中医药古籍，是弘扬中国优秀传统文化、传承中医学术的必由之路，事关中医药事业发展全局。

1949 年以来，在政府的大力支持和推动下，开展了系统的中医药古籍整理研究。1958 年，国务院科学规划委员会古籍整理出版规划小组在北京成立，负责指导全国的古籍整理出版工作。1982 年，国务院古籍整理出版规划小组召开全国古籍整理出版规划会议，制定了《古籍整理出版规划（1982—1990）》，卫生部先后下达了两批 200 余种中医古籍整理任务，掀起了中医古籍整理研究的新高潮，对中医文化与学术的弘扬、传承和发展，发挥了极其重要的作用，产生了不可估量的深远影响。

2007 年《国务院办公厅关于进一步加强古籍保护工作的意见》明确提出进一步加强古籍整理、出版和研究利用，以及

"保护为主、抢救第一、合理利用、加强管理"的方针。2009年《国务院关于扶持和促进中医药事业发展的若干意见》指出，要"开展中医药古籍普查登记，建立综合信息数据库和珍贵古籍名录，加强整理、出版、研究和利用"。《中医药创新发展规划纲要（2006—2020）》强调继承与创新并重，推动中医药传承与创新发展。

2003～2010年，国家财政多次立项支持中国中医科学院开展针对性中医药古籍抢救保护工作，在中国中医科学院图书馆设立全国唯一的行业古籍保护中心，影印抢救濒危珍本、孤本中医古籍1640余种；整理发布《中国中医古籍总目》；遴选351种孤本收入《中医古籍孤本大全》影印出版；开展了海外中医古籍目录调研和孤本回归工作，收集了11个国家和2个地区137个图书馆的240余种书目，基本摸清流失海外的中医古籍现状，确定国内失传的中医药古籍共有220种，复制出版海外所藏中医药古籍133种。2010年，国家财政部、国家中医药管理局设立"中医药古籍保护与利用能力建设项目"，资助整理400余种中医药古籍，并着眼于加强中医药古籍保护和研究机构建设，培养中医古籍整理研究的后备人才，全面提高中医药古籍保护与利用能力。

在此，国家中医药管理局成立了中医药古籍保护和利用专家组和项目办公室，专家组负责项目指导、咨询、质量把关，项目办公室负责实施过程的统筹协调。专家组成员对古籍整理研究具有丰富的经验，有的专家从事古籍整理研究长达70余年，深知中医药古籍整理研究的重要性、艰巨性与复杂性，履行职责认真务实。专家组从书目确定、版本选择、点校、注释等各方面，为项目实施提供了强有力的专业指导。老一辈专家的学术水平和智慧，是项目成功的重要保证。项目承担单位山东中医药大学、南京中医药大学、上海中医药大学、福建中医药大学、浙江省中医药研究院、陕西省中医药研究院、河南省中医药研究院、辽宁中医药大学、成都中医药大学及所在省市中医药管理部门精心组织，充分发挥区域间互补协作的优势，并得到承担项目出版工作的中国中医药出版社大力配合，全面推进中医药古籍保护与利用网络体系的构建和人才队伍建设，使一批有志于中医学术传承与古籍整理工作的人才凝聚在一起，研究队伍日益壮大，研究水平不断提高。

本着"抢救、保护、发掘、利用"的理念，该项目重点选择近60年未曾出版的重要古医籍，综合考虑所选古籍的保护价值、学术价值和实用价值。400余种中医药古籍涵盖了医经、基础理论、诊法、伤寒金匮、温病、本草、方书、内科、外科、女科、儿科、伤科、眼科、咽喉口齿、针灸推拿、养生、医案医话医论、医史、临证综合等门类，跨越唐、宋、金元、明以迄清末。全部古籍均按照项目办公室组织完成的行业标准《中医古籍整理规范》及《中医药古籍整理细则》进行整理校注，绝大多数中医药古籍是第一次校注出版，一批孤本、稿本、抄本更是首次整理面世。对一些重要学术问题的研究成果，则集中收录于各书的"校注说明"或"校注后记"中。

"既出书又出人"是本项目追求的目标。近年来，中医药古籍整理工作形势严峻，老一辈逐渐退出，新一代普遍存在整理研究古籍的经验不足、专业思想不坚定等问题，使中医古籍整理面临人才流失严重、青黄不接的局面。通过本项目实施，搭建平台，完善机制，培养队伍，提升能力，经过近5年的建设，锻炼了一批优秀人才，老中青三代齐聚一堂，有效地稳定了研究队伍，为中医药古籍整理工作的开展和中医文化与学术的传承提供必备的知识和人才储备。

本项目的实施与《中国古医籍整理丛书》的出版，对于加强中医药古籍文献研究队伍建设、建立古籍研究平台，提高古籍整理水平均具有积极的推动作用，对弘扬我国优秀传统文化，推进中医药继承创新，进一步发挥中医药服务民众的养生保健与防病治病作用将产生深远影响。

第九届、第十届全国人大常委会副委员长许嘉璐先生，国家卫生计生委副主任、国家中医药管理局局长、中华中医药学会会长王国强先生，我国著名医史文献专家、中国中医科学院马继兴先生在百忙之中为丛书作序，我们深表敬意和感谢。

由于参与校注整理工作的人员较多，水平不一，诸多方面尚未臻完善，希望专家、读者不吝赐教。

国家中医药管理局中医药古籍保护与利用能力建设项目办公室

二〇一四年十二月

许 序

　　"中医"之名立，迄今不逾百年，所以冠以"中"字者，以别于"洋"与"西"也。慎思之，明辨之，斯名之出，无奈耳，或亦时人不甘泯没而特标其犹在之举也。

　　前此，祖传医术（今世方称为"学"）绵延数千载，救民无数；华夏屡遭时疫，皆仰之以度困厄。中华民族之未如印第安遭染殖民者所携疾病而族灭者，中医之功也。

　　医兴则国兴，国强则医强。百年运衰，岂但国土肢解，五千年文明亦不得全，非遭泯灭，即蒙冤扭曲。西方医学以其捷便速效，始则为传教之利器，继则以"科学"之冕畅行于中华。中医虽为内外所夹击，斥之为蒙昧，为伪医，然四亿同胞衣食不保，得获西医之益者甚寡，中医犹为人民之所赖。虽然，中国医学日益陵替，乃不可免，势使之然也。呜呼！覆巢之下安有完卵？

　　嗣后，国家新生，中医旋即得以重振，与西医并举，探寻结合之路。今也，中华诸多文化，自民俗、礼仪、工艺、戏曲、历史、文学，以至伦理、信仰，皆渐复起，中国医学之兴乃属必然。

迄今中医犹为国家医疗系统之辅，城市尤甚。何哉？盖一则西医赖声、光、电技术而于20世纪发展极速，中医则难见其进。二则国人惊羡西医之"立竿见影"，遂以为其事事胜于中医。然西医已自觉将入绝境：其若干医法正负效应相若，甚或负远逾于正；研究医理者，渐知人乃一整体，心、身非如中世纪所认定为二对立物，且人体亦非宇宙之中心，仅为其一小单位，与宇宙万象万物息息相关。认识至此，其已向中国医学之理念"靠拢"矣，虽彼未必知中国医学何如也。唯其不知中国医理何如，纯由其实践而有所悟，益以证中国之认识人体不为伪，亦不为玄虚。然国人知此趋向者，几人？

国医欲再现宋明清高峰，成国中主流医学，则一须继承，一须创新。继承则必深研原典，激清汰浊，复吸纳西医及我藏、蒙、维、回、苗、彝诸民族医术之精华；创新之道，在于今之科技，既用其器，亦参照其道，反思己之医理，审问之，笃行之，深化之，普及之，于普及中认知人体及环境古今之异，以建成当代国医理论。欲达于斯境，或需百年欤？予恐西医既已醒悟，若加力吸收中医精粹，促中医西医深度结合，形成21世纪之新医学，届时"制高点"将在何方？国人于此转折之机，能不忧虑而奋力乎？

予所谓深研之原典，非指一二习见之书、千古权威之作；就医界整体言之，所传所承自应为医籍之全部。盖后世名医所著，乃其秉诸前人所述，总结终生行医用药经验所得，自当已成今世、后世之要籍。

盛世修典，信然。盖典籍得修，方可言传言承。虽前此50余载已启医籍整理、出版之役，惜旋即中辍。阅20载再兴整理、出版之潮，世所罕见之要籍千余部陆续问世，洋洋大观。

今复有"中医药古籍保护与利用能力建设"之工程，集九省市专家，历经五载，董理出版自唐迄清医籍，都400余种，凡中医之基础医理、伤寒、温病及各科诊治、医案医话、推拿本草，俱涵盖之。

噫！璐既知此，能不胜其悦乎？汇集刻印医籍，自古有之，然孰与今世之盛且精也！自今而后，中国医家及患者，得览斯典，当于前人益敬而畏之矣。中华民族之屡经灾难而益蕃，乃至未来之永续，端赖之也，自今以往岂可不后出转精乎？典籍既蜂出矣，余则有望于来者。

谨序。

第九届、十届全国人大常委会副委员长

许嘉璐

二〇一四年冬

王 序

中医学是中华民族在长期生产生活实践中，在与疾病作斗争中逐步形成并不断丰富发展的医学科学，是中国古代科学的瑰宝，为中华民族的繁衍昌盛作出了巨大贡献，对世界文明进步产生了积极影响。时至今日，中医学作为我国医学的特色和重要医药卫生资源，与西医学相互补充、相互促进、协调发展，共同担负着维护和促进人民健康的任务，已成为我国医药卫生事业的重要特征和显著优势。

中医药古籍在存世的中华古籍中占有相当重要的比重，不仅是中医学术传承数千年最为重要的知识载体，也是中医为中华民族繁衍昌盛发挥重要作用的历史见证。中医药典籍不仅承载着中医的学术经验，而且蕴含着中华民族优秀的思想文化，凝聚着中华民族的聪明智慧，是祖先留给我们的宝贵物质财富和精神财富。加强对中医药古籍的保护与利用，既是中医学发展的需要，也是传承中华文化的迫切要求，更是历史赋予我们的责任。

2010 年，国家中医药管理局启动了中医药古籍保护与利用能力建设项目。这既是传承中医药的重要工程，也是弘扬优秀民族文化的重要举措，不仅能够全面推进中医药的有效继承和创新发展，为维护人民健康做出贡献，也能够彰显中华民族的璀璨文化，为实现中华民族伟大复兴的中国梦作出贡献。

相信这项工作一定能造福当今，嘉惠后世，福泽绵长。

国家卫生与计划生育委员会副主任
国家中医药管理局局长
中华中医药学会会长

王国强

二〇一四年十二月

王
序
二

马 序

　　新中国成立以来，党和国家高度重视中医药事业发展，重视古籍的保护、整理和研究工作。自 1958 年始，国务院先后成立了三届古籍整理出版规划小组，分别由齐燕铭、李一氓、匡亚明担任组长，主持制订了《整理和出版古籍十年规划（1962—1972）》《古籍整理出版规划（1982—1990）》《中国古籍整理出版十年规划和"八五"计划（1991—2000）》等，而第三次规划中医药古籍整理即纳入其中。1982 年 9 月，卫生部下发《1982—1990 年中医古籍整理出版规划》，1983 年 1 月，中医古籍整理出版办公室正式成立，保证了中医古籍整理出版规划的实施。2002 年 2 月，《国家古籍整理出版"十五"（2001—2005）重点规划》经新闻出版署和全国古籍整理出版规划领导小组批准，颁布实施。其后，又陆续制定了国家古籍整理出版"十一五"和"十二五"重点规划。国家财政多次立项支持中国中医科学院开展针对性中医药古籍抢救保护工作，文化部在中国中医科学院图书馆专门设立全国唯一的行业古籍保护中心，国家先后投入中医药古籍保护专项经费超过 3000 万元、影印抢救濒危珍、善、孤本中医古籍 1640 余种，开展了海外中医古籍目录调研和孤本回归工作。2010 年，国家财政部、国家中医药管理局安排国家公共卫生专项资金，设立了"中医药古籍保护与利用能力建设项目"，这是继 1982～1986 年第一批、第二批重要中医药古籍整理之后的又一次大规模古籍整理工程，重点整理新中国成立后未曾出版的重要古籍，目标是形成并普及规范的通行本、传世本。

为保证项目的顺利实施，项目组特别成立了专家组，承担咨询和技术指导，以及古籍出版之前的审定工作。专家组中的许多成员虽逾古稀之年，但老骥伏枥，孜孜不倦，不仅对项目进行宏观指导和质量把关，更重要的是通过古籍整理，以老带新，言传身教，培养一批中医药古籍整理研究的后备人才，促进了中医药古籍保护和研究机构建设，全面提升了我国中医药古籍保护与利用能力。

作为项目组顾问之一，我深感中医药古籍保护、抢救与整理工作的重要性和紧迫性，也深知传承中医药古籍整理经验任重而道远。令人欣慰的是，在项目实施过程中，我看到了老中青三代的紧密衔接，看到了大家的坚持和努力，看到了年轻一代的成长。相信中医药古籍整理工作的将来会越来越好，中医药学的发展会越来越好。

欣喜之余，以是为序。

中国中医科学院研究员

马继兴

二〇一四年十二月

校注说明

一、作者简介

《青囊药性赋》题署为明代罗必炜参订。罗必炜，或名罗右源，字光国，明代万安人，生卒年不详，大致活动于明代万历年间，曾任太医院院使。罗氏现存主要著作是其参订的《青囊药性赋》《医方捷径》，以及这两种著作的合刊本《医方药性合编》《医门初学万金一统要诀》。

二、底、校本的选择

本书版本绝大部分是清代版本，明代版本只有明闽建书林余庆堂刻本、明闽建书林黄灿宇刻本和《医方药性合编》明末泰和堂本。其中明闽建书林黄灿宇刻本为早期单行版本，虽有少许漫漶，但字体端正，故以之为底本。

主校本则选用《医方药性合编》明末泰和堂本（简称为医方泰和堂本）。参校本选用《医方药性合编》清代经纶堂本（简称为医方经纶堂本）、《医门初学万金一统要诀》清代光绪二十年三让堂本（简称为医门三让堂本）。另外，本书内容与明代《医要集览》中的《药性赋》及其附《珍珠囊》、钱允治校订并由明末唐翀宇梓行的《珍珠囊指掌药性赋》、《寿亲丛书》中胡文焕校订的《新刻药性赋》有较多重复之处，故亦选取上述诸书为他校本，并分别简称为医要药性本、医要珠囊本、钱珠囊本、胡药性本。

三、校注方法

1. 原书为两层楼版式。因上、下栏内容无明显关联，故分别著录，先著录上栏，后著录下栏。

2. 原书分为三卷，主要依据下栏内容进行分卷。为方便阅览，现根据内容，将上栏合并为"卷之首"，不再分卷。下栏仍依原书，分为三卷，且将原书上栏之上卷"禽兽部""果品部""米谷部""蔬菜部"调整至下栏之下卷"虫鱼部"后，以使部类药性赋体系完整。原书每卷之首参订者及刊行者名讳（见校注后记），现均删除。

3. 原书无目录。现根据各级标题，在正文前新建目录。

4. 原书封面题为《（珍珠囊）刻太医院增补药性全赋》，每卷卷首题为《鼎刻京板太医院校正分类青囊药性赋》，现将书名改为《青囊药性赋》。

5. 全书转换成简化汉字，并加新式标点。原书着重符径行删改，重文符改回原字。行末为节省版面所排的小字双行，改回单行。

书中部分叙述可析为歌赋与注解两部分，原书字体基本一致。为便于阅读理解，现将其分别排为宋体和楷体两种字体。

6. 本次整理中，底本与校本互异，若底本无误，校本有误者，一律不出校记。若二者文义皆通，难以判定何者为胜，而校本之文有参考价值者，可出校记以存异。底本与校本虽然一致，但按文义疑有讹、脱、衍、倒之属，又缺乏依据未能遽定者，保留原文不作改动，出校存疑。

凡底本引用他书，而与原书有文字差异，则视情况分别处理。若虽有异文，而含义无变化，底本文句完整，则不出校记；若含义虽有差异而底本无错误，则保留底本原字，出校记；若引文错误影响文义者，则对底本加以改正，并出校记。

书中若干有一定学术研究价值的争议之处，适当出注探讨。

7. 书中出现的难字、生僻字词，均于首见时进行诠注，以后出现者不再加注。文字注音采用汉语拼音加直音法。

底本中的常见异体字、某些古今字统一以规范字律齐，如"痹"改为"痹"、"欬"改为"咳"、"欬"改为"咳"等，不出校记。底本中字形属一般笔画之误，如属日、曰混淆，己、巳不分者，予以径改，不出校记。通假字均于首见时出注，以后复见者不再注。部分中医文献习用而含义明确的通假字，不出注。

8. 原书中药名，若以音同、义近字代替，原则上径改为现行通用药名。某些药名与不同朝代避讳及其他原因相关，则保留原貌，如恒山、玄胡索等。

目 录

卷之首

用药法象

天有阴阳，风、寒、暑、湿、燥、火。三阴、三阳上奉之。

温、凉、寒、热，四气是也。温热者，天之阳也；寒凉者，天之阴也。此乃天之阴阳也。

地有阴阳，金、木、水、火、土。生长化①收藏下应之。

辛、甘、淡②、酸、苦、咸，五味是也。辛、甘、淡者，地之阳也；酸、苦、咸者，地之阴也。此乃地之阴阳也。

阴中有阳，阳中有阴。

平旦至日中，天之阳，阳中之阳也；日中至黄昏，天之阳，阳中之阴也；合夜至鸡鸣，天之阴，阴中之阴也；鸡鸣至平旦，天之阴，阴中之阳也。

故人亦应之。人身之阴阳，外为阳，内为阴；背为

---

① 化：原无，据医要珠囊本补。

② 淡：《素问·至真要大论》论及酸、苦、甘、辛、咸、淡诸味，而历代医家又多称五味，故王好古等提出"淡附于甘"之说。

阳，腹为阴；脏为阴①，腑为阳②。心、肝、脾、肺、肾，五脏为阴；胆、胃、大肠、小肠、膀胱、三焦，六腑为阳。所以知阴中之阴、阳中之阳③者何也。如冬病在阴，夏病在阳，春病在阴，秋病在阳。知其所在，则施针药也。

背为阳，阳中之阳，心也；背为阳，阳中之阴，肺也。腹为阴，阴中之阴，肾也；腹为阴，阴中之阳，肝④也；腹为阴，阴中之至阴，脾也⑤。

此皆阴阳、表里、内外、雌雄相输应也。

四时用药法

不问所病或温或凉、或热或寒，如春时有疾，于所用药内加清凉风⑥药；夏月有疾，加大寒之药；秋月有疾，加温气药；冬月有疾，加大热药。是不绝生化之源也。钱

---

① 阴：底本、胡药性本作"阳"，据医要珠囊本、钱珠囊本、医方泰和堂本改。

② 阳：底本、胡药性本作"阴"，据医要珠囊本、钱珠囊本、医方泰和堂本改。

③ 阴中之阴、阳中之阳：底本、医方泰和堂本、胡药性本作"阳中之阴、阴中之阳"，据医要珠囊本、钱珠囊本改。

④ 肝也：底本、医方泰和堂本、医门三让堂本并作"肠也"，胡药性本作"脾也"。据医要珠囊本、钱珠囊本改。

⑤ 腹为阴……脾也：底本、医方泰和堂本、胡药性本均无，据医要珠囊本、钱珠囊本、医方经纶堂本补。

⑥ 风：钱珠囊本作"之"。

仲阳治小儿深得此理。《内经》曰：必先岁①气，无伐②天和，是为至治。又曰：无违时，无伐③化。又曰：无伐生生之气。此皆常道。用药之法，若反其常道，而变生异症矣，则当从权施治。

用药丸散

仲景云：剉如麻豆大，与㕮咀意同④，取清汁，循其经络。故治至高之病，加酒以煎；去湿，加生姜；补元气，以大枣；发散风邪、寒邪，以葱白；膈上痰以蜂蜜⑤。细末者，不循经络，止去脾胃上痰及脏腑之疾。气味厚者，白汤调服；气味薄者，煎以和滓服。去下部之疾者，其丸极大而光且圆；中焦之疾者次之；上焦者极小。稠面

---

① 岁：底本、医方泰和堂本、医方经纶堂本并作"藏"。据钱珠囊本、胡药性本改。

② 伐：原作"代"，据钱珠囊本改。

③ 伐：底本、医方泰和堂本、医方经纶堂本并作"成"，据钱珠囊本、胡药性本改。

④ 㕮（fǔ辅）咀意同：钱珠囊本此后有"夫㕮咀者，古之制也。古无铁刃，以口咬细，令如麻豆，为粗药。煎之，使药水清，饮于腹中，则易升易散也，此所谓㕮咀也。今人以刀器剉如麻豆大，此㕮咀之易成也。若一概为细末，不分清浊矣。《经》云：清阳发腠理，浊阴走五脏。果何谓也！又曰：清阳实四肢，浊阴归六腑，是也。㕮咀之法，取汁清、易循行经络故也。"医门三让堂本亦有此段内容，只是文字略有出入。此段内容多引自于王好古《汤液本草·东垣先生用药心法 用圆散药例》。钱珠囊本更近于《汤液本草》，义胜。

⑤ 蜂蜜：底本、医方泰和堂本、胡药性本均无。医方经纶堂本有"蜂蜜"，钱珠囊本此处为"蜜煎"，意近《汤液本草》，故据医方经纶堂本补。

糊，取其迟化直至下焦。或酒或醋，取其收散之意也。犯①半夏、南星或欲去湿者，以生姜汁。稀面糊，取其易化。水浸一②宿，蒸饼为丸者及滴水为丸者，又易化也。炼蜜为丸者，取迟化而气循经络也。蜡丸者，取其迟化而旋旋收功矣。大抵汤者，荡③也，去久病者用之；散者，散也④，去急者用之；丸者，缓也，徐缓而治之也。

用药身梢根法

凡根之在土者，中半以上，气脉上行，以生苗者为根；中半以下者气脉下行，以入土为梢。病在中焦、上焦者，用根，下焦者用梢，则根升而梢降也。

用药心法

张子和云：不读本草，焉知药性，专泥药性，决不识病。假饶识病，未必得法。识病得法，工中之甲⑤。能穷《素问》，病受何气，便知用药，当择何味。

---

① 犯：钱珠囊本、医方经纶堂本作"用"。

② 一：底本、医方泰和堂本、胡药性本均无，据钱珠囊本补。

③ 荡：涤荡。按此句为声训之法，释剂型"汤"的命名含义。此下"散也""缓也"同此。

④ 散（sàn）：分散。

⑤ 工中之甲：医方经纶堂本作"医中之神"。

本草五味

酸为木化气本温，能收能涩味①肝经。苦因火化气终热②，能燥能坚心脏丁③。甘始土生气化湿，能开缓渗从脾行。辛自金生气带燥，能散润濡④通肺窍；咸从水化气生寒，下走软⑤坚足肾道；淡之其为五行本，运用须知造化要⑥。

诸药主病

中风卒倒不语，须用牙皂、细辛开关为主。痰气壅盛，须用南星、木香为主。语言蹇涩，须用石菖蒲、竹沥为主。口眼㖞⑦斜，须用防风、羌活、竹沥为主。手足搐搦⑧，须用防风、羌活为主。左瘫属血虚，须用芎、归为主。右痪属气虚，须用参、术为主。

诸风，须用防风、羌活为主。伤寒头痛，须用羌活、川芎为主。遍身疼痛，须用苍术、羌活为主。

---

① 味：钱珠囊本作"利"。
② 终热：医方泰和堂本、医方经纶堂本作"火炎"。
③ 丁：强壮。底本不清。钱珠囊本、《医经小学·本草第一 药本五味》作"丁"，从之补。
④ 散润濡：钱珠囊本作"开润泻"。
⑤ 软：原作"耎"，古同"软"，今改为通用字。以下径改为"软"。
⑥ 要：要领。
⑦ 㖞：嘴斜。
⑧ 搐搦（chùnuò 处诺）：肌肉不自觉地抽动。

发汗，须用麻黄、桂枝为主。久汗不出，须用紫苏、青皮①为主。止汗，须用②桂枝、芍药为主。

表热须用柴胡为主。里热须用黄芩、黄连为主。大热谵语，须用黄连、黄柏、黄芩、栀子③为主；发狂、大便实，须用大黄、芒消为主；发渴，须用石膏、知母为主。

胸膈④膨闷，须用桔梗、枳壳为主；心下痞⑤闷，须用枳实、黄连为主；懊恼⑥，须用栀子、豆豉为主；虚烦，须用竹叶、石膏为主。不眠，须用竹茹、枳实为主；鼻干不得眠，须用葛根、芍药⑦为主。发斑，须用玄参、升麻为主；发黄，须用茵陈、栀子为主⑧；中寒阴症，须用附子、干姜为主；中暑，须用香薷、扁豆为主。中湿，须用苍术、白术为主。

泻心火，用黄连为主；泻肺火，用黄芩为主；泻脾火，用芍药⑨为主；泻胃火，用石膏为主；泻肝火，用柴

① 青皮：医方泰和堂本无，医方经纶堂本作"细辛"，医门三让堂本作"葱白"。诸家本草几无言青皮有治久汗不出之效，存疑。

② 用：原作"为"，据医方泰和堂本、医方经纶堂本改。

③ 栀子：医方泰和堂本、医方经纶堂本无。

④ 膈：医方泰和堂本、医方经纶堂本、医门三让堂本作"痛"。

⑤ 痞：医方泰和堂本、医方经纶堂本作"烦"。

⑥ 懊恼（náo 挠）：心中烦郁不乐状。

⑦ 芍药：医方泰和堂本、医方经纶堂本作"乌药"，医门三让堂本、《万病回春·诸药主病》作"芍药"。《伤寒六书·杀车槌法》有柴葛解肌汤，组成为柴胡、干葛、甘草、黄芩、芍药、羌活、白芷、桔梗，治足阳明胃经受证，目疼鼻干，不眠等。故据医门三让堂本、《万病回春》改。

⑧ 根芍药……栀子为主：底本缺页，据医方泰和堂本、医门三让堂本补。

⑨ 芍药：医方泰和堂本、医门三让堂本作"白芍"。

胡为主；泻肾火，用知母为主；泻膀胱火，须用黄柏为主；泻小肠火，须用木通为主。泻曲屈之火，须用栀子为主；泻无根之火，须用玄参为主。

内伤元气，须用黄芪、人参、甘草为主；脾胃虚弱，须用麦芽、神曲为主。消肉①积，须用山楂、草果为主；消酒积，须用黄连、干葛、乌梅为主；消冷②积，用巴豆为主；消热积，用大黄为主。六郁③，须用苍术、香附为主。

结痰，须用瓜蒌、贝母、枳实为主；湿痰，须用半夏、茯苓为主；风痰，须用白茯苓④、南星为主；痰在四肢经络，须用竹沥、姜汁为主；痰在两胁⑤，须用白芥子为主；老痰，须用海石为主。

肺热咳嗽，须用黄芩、桑白皮为主。肺寒咳嗽，须用麻黄、杏仁为主；咳嗽日久，须用款冬花、五味子为主；气喘，须用苏子、桑白皮为主。

疟疾新者宜截，须用常山为主；疟疾久者宜补，须用白豆蔻为主。

痢疾初起者宜下，须用大黄为主；里急后重者，须用

---

① 肉：原作"内"，据医方泰和堂本、医门三让堂本改。

② 冷：原作"酒"，据医方泰和堂本、医门三让堂本改。

③ 六郁：《丹溪心法·六郁五十二》提到七情内伤、寒暑交侵、饮食失节、劳役过度等均可使人体气血怫郁而产生气郁、湿郁、热郁、痰郁、血郁、食郁这六种郁证。

④ 苓：原作"子"，据医方泰和堂本、医方经纶堂本改。

⑤ 胁：原作"肠"，据医方泰和堂本改。

木香、槟榔为主；痢属热积气滞，须用黄连、枳壳为主；久痢白者属气虚，须用白术、茯苓为主；久痢赤者属血虚，须用当归、川芎为主。泄泻，须用白术、茯苓为主；水①泻，用滑石为主；久泻，须用诃子、肉蔻为主，或加柴胡、升麻，提下陷之气，其泻自止。霍乱，须用藿香、半夏为主；呕吐，须用姜汁、半夏为主；咳逆，须用柿蒂为主；吞酸，须用苍术、神曲为主；懆杂②，须用姜炒黄连、炒栀子为主。

顺气，须用乌药、香附为主。痞满，须用枳实、黄连为主；胀满，须用大腹皮、厚朴为主；水肿，须用猪苓、泽泻为主。宽中，须用砂仁、枳壳为主。积聚，须用三棱、莪术为主；积在左，是死血，须用桃仁、红花为主；积在右，是食积，须用香附、枳实为主。

黄疸，须用茵陈为主。补阳，须用黄芪、附子为主；补阴，当归、熟地为主；补气，黄芪、人参为主；补血，用当归、生地为主。破瘀血，须用归尾③、桃仁为主。提气，升麻、桔梗为主。痨热痰嗽声嘶，须用童便、竹沥为主。

暴吐血，须用大黄、桃仁为主；久吐血，须用当归、川芎为主；衄血，须用枯黄芩、芍药为主；止血，须用京

---

① 水：医方泰和堂本、医方经纶堂本作"热"。
② 懆（cáo 曹）杂：胃中不适。懆，同"嘈"。
③ 尾：医方泰和堂本、医方经纶堂本作"须"。

墨、韭汁为主；溺血，须用栀子、木通为主。

虚汗，须用黄芪、白术为主。眩晕，须用川芎、天麻为主。麻者是气虚，须用黄芪、人参为主；木者是湿痰、死血，须用苍术、半夏、桃仁为主。

癫属心，用桃仁为主；狂属肝，用黄连为主；痫症，用南星、半夏为主。健忘，须用远志、石菖蒲为主。怔忡、惊悸，须用茯神、远志为主。虚烦，须用竹茹为主；不寐，用酸枣仁为主。

头左痛，用芎、归为主；头右痛，用参、芪为主；头风痛，须用藁本、白芷为主；诸头痛，须用蔓荆子为主。

乌须黑发，须用何首乌为主。耳鸣，须用当归、龙、荟为主。鼻中生疮，须用黄芩为主；鼻塞声重，须用防风、荆芥为主；鼻渊，用辛夷仁①为主。口舌生疮，须用黄连为主；牙痛，须用石膏、升麻为主。眼肿，须用大黄、荆芥为主；眼中云翳，须用白豆蔻为主；翳瘴②昏暗，须用熟地黄为主。咽喉肿痛，须用桔梗、甘草③为主。

结核，用夏枯草为主；肺痈，肺痿，须用薏苡仁为主。心胃痛，须用炒栀子为主；腹中痛，须用芍药、甘草为主；腹冷痛，须用吴茱萸、良姜为主；止诸痛，须用乳香、没药为主；腰痛，须用杜仲、故纸为主；胁痛，须用

---

① 仁：医方泰和堂本、医方经纶堂本无此字。
② 瘴：医方泰和堂本作"障"。
③ 甘草：底本不清，据医方泰和堂本、医方经纶堂本补。

白芥子、青皮为主；手臂痛，须用薄桂①、羌活为主。疝气，须用小茴香、川楝子为主。脚气湿热，须用苍术、黄柏为主。下元虚弱，须用牛膝、木瓜为主。痿躄②，须用参、芪为主。肢节痛，用羌活为主。诸痛在上者属风，须用羌活、桔梗、桂枝、威灵仙为主；在下者属湿，须用牛膝、木通、防己、黄柏为主。消渴，用天花粉为主；生津液，须用人参、五味子、麦门冬为主。赤白浊，用茯苓为主；遗精，须用龙骨、牡蛎为主。小便闭，须用木通、车前子为主；大便闭，须用大黄、芒硝为主。便血，须用槐花、地榆为主；痔疮，须用黄连为主；脱肛，须用升麻、柴胡为主。诸蛊，须用使君子、槟榔为主。

妇人诸病，须用香附为主。妇人腹痛，须用吴茱萸、香附为主。妇人经闭，须用桃仁、红花为主。妇人血崩，须用炒蒲黄为主。妇人带下，须用炒干姜为主。妇人安胎，须用条芩、白术为主。妇人难产，芎、归为主。妇人产后恶露不行，须用益母草为主；妇人产后虚热，须用炒黑干姜为主。妇人吹乳，须用白芷、贝母为主；妇人乳汁不通，须用穿山甲为主。小儿惊风，须用朱砂为主。

痈疽，用金银花为主；发背，须用槐花为主；瘰疬，用夏枯草为主。败脓不去，须用白芷为主。恶疮，须用贝

---

① 薄桂：《医学入门·本草分类 治寒门》提到："桂枝乃细薄而嫩者。薄桂比桂枝稍厚，柳桂比桂枝更薄……薄桂，乃细薄嫩枝，入上焦，横行肩臂治痛风，善行肢节凝滞，兼泻奔豚。"

② 躄：同"躄"。躄（bì 闭），足病。

母为主。疔疮，须用白矾为主；便毒，须用穿山甲、木鳖子为主；鱼口疮，须用牛胶、穿山甲为主；痔疮，用五倍子为主；杨梅疮，须用土茯苓为主；臁疮，须用轻粉、黄柏为主；杖疮跌伤，须用童便、好酒为主；疥疮，须用白矾、硫黄为主；癜风，用密陀僧为主；诸疮肿毒，须用连翘、牛蒡子为主。破伤风，须用南星、防风为主。汤烫火烧，须用白矾为主。犬咬[1]伤；须用杏仁，甘草为主；疯狗咬，用斑蝥为主；蛇咬伤，用白芷为主。中诸毒，须用香油灌之为主。

初学万金一统要诀

万金者，万象之精粹也。一统者，总括之大机也。

太初者，气之始也；太始者，形之始也；太素者，质之始也。

天者，轻清而上浮也；地者，重浊而下凝也。阳之精者为日，东升而西坠也；阴之精者为月，夜见而昼隐也。天不足西北，故西北方阴也，而人右耳目不如左明也；地不满东南，故东南方阳也，而人左手足不如右强也。

天气下降，地气上升也，阴中有阳，阳中有阴也。天地者，万物之上下也；阴阳者，血气之男女也；左右者，阴阳之道路也；水火者，阴阳之征兆也；金木者，生成之

---

① 咬：原作“交”，据医方泰和堂本改。

始终也。玄气凝①空，水始生也；赤气炫空，火始生也；苍气浮空，木始生也；素气横空，金始生也；黄气际空，土始生也。天地绷缊②，万物化醇也；男女媾精，万物化生也。

三才者，天、地、人也。人者，得天地之正气，灵于万物者也。命者，天之赋也；精者，身之本也；形者，生之舍也；气者，生之元也；神者，生之制也。心者，君主之官，神明出也；肺者，相傅之官，治节出也；胆者，中正之官，决断出也；膻中③者，臣使之官，喜乐出也；肝者，将军之官，谋虑出也；脾胃者，仓廪之官，五味出也；大肠者，传导之官，变化出也；小肠者，受盛之官，化物出也；肾者，作强之官，伎巧出也；膀胱者④，州都之官，津液藏也；气化则能出矣。命门者，精神之所舍也。男子以藏精，女子以系胞。

三阳者，太阳、阳明、少阳也；三阴者，太阴、少阴、厥阴也。阳明者，两阳合明也，两阳合明曰明；厥阴者，两阴交尽也，两阴交尽曰幽。

手太阴病，肺经也。本脏经络起中府穴，终少商穴，传手阳明大肠经。手阳明，大肠经也。起商阳穴，终迎香穴，传足阳明胃经。手少阴，心经也。起极泉穴，终少冲穴，传手太阳小肠经。

① 凝：底本不清，据医方泰和堂本、医方经纶堂本、医门三让堂本补。
② 绷缊（yīnyūn 阴晕）：古同"氤氲"。
③ 中：原无，据《素问·灵兰秘典论》补。
④ 者：原无，据医方泰和堂本、医方经纶堂本、医门三让堂本补。

手太阳，小肠经也。起少泽穴，终听宫①穴，传足太阳膀胱经。手厥阴，心胞络也。起天池穴，终中冲穴，传手少阳三焦经。手少阳，三焦经也。起关②冲穴，终耳门穴，出足少阳胆经。足太阳，膀胱经也。起睛明穴，终至阴穴，注足少阴③肾经。足少阴，肾经也。起涌泉穴，终腧府穴，传手厥阴心包络经。足少阳，胆经也。起瞳子髎穴，终窍阴穴，传足厥阴肝经。足厥阴，肝经也。起大敦穴，终期门穴，复传手太阴肺经。足阳明，胃经也。起头维穴，终厉兑穴，传足太阴脾经。足太阴，脾经也。起隐白穴，终大包穴，传手少阴心经。

头者，诸阳之会也。鼻者，属肺，鼻和则知香臭也；目者，属肝，目和则知黑白也；口者，属脾，口和则知谷味也；舌者，属心，舌和则知五味也；耳者，属肾，耳和则知五音也。肺开窍于鼻也，心开窍于舌也，脾开窍于口也，肝开窍于目也，肾开窍于耳也。齿者，肾之标，骨之余；发者，属心，禀火气也；须者，属肾，禀水气也；眉者，属肝，禀木气也；毛者，属肺，禀金气也；咽者，咽物，通水谷，接三脘，以通胃也；喉者，候气，有九节，

---

① 宫：底本、医方泰和堂本、医门三让堂本并误作"营"，据手太阳循经路线改。

② 关：底本不清，医方泰和堂本、医门三让堂本误作"问"，据手太阳循经路线改。

③ 阴：原作"阳"，据医方泰和堂本、医方经纶堂本、医门三让堂本改。

通五脏，以①系肺也；声音，根出于肾也。善嚏②者，肺气也；善噫者，胃③气也；呵欠者，胃也。发者，血之余也；爪者，筋之余也；神者，气之余也。

目得血而能视也，耳得血而能听也。手得血而能摄也，掌得血而能握也，足得血而能步④也；脏得血而能液也；腑得血而能气也。

魂者，神明之辅弼也；魄者，精气之匡佐也。荣者，水谷之精气也；卫者，水谷之悍气也。

直行者，谓之经也；旁行者，谓之络也。

脉者，天真委和之气也。三部，寸、关、尺也；九候者，浮、中、沉也。五脏者，心、肝、脾、肺、肾。六腑者，胆、胃、大肠、小肠、膀胱、三焦也。左手寸口，心与小肠之脉所出，君火也；左手关部，肝与胆之脉所出，风木也；左手尺部，肾与膀胱之脉所出，寒水也；右手寸口，肺⑤与大肠之脉所出，燥金也；右手关部，脾与胃之脉所出，湿土也；右⑥手尺部，命门与三焦之脉所出，相火也。每部中各有浮、中、沉三候也。三候，三而三之，谓九候也。浮者，主皮肤，候表及腑也；中者，主肌肉，

① 以：医方泰和堂本作"助"。
② 嚏：医方泰和堂本作"喠"。喠（chuáng 床），急喘。
③ 胃：原作"肾"，医门三让堂本作"心"，《万病回春·万金一统述》作"脾"，据医方泰和堂本、医方经纶堂本改。
④ 步：医方泰和堂本、医方经纶堂本、医门三让堂本作"行"。
⑤ 肺：底本作"脉"，据医方泰和堂本改。
⑥ 右："右"字原脱，据文义文例补。

以候胃气也；沉者，主筋骨，候里及脏也。寸为阳，为上部，法天，为心肺，以应上焦，主心胸以上至头之有疾也；关为阴阳之中，为中部，法人，为肝脾，以应中焦，主膈以下至脐之有疾也；尺为阴，为下部，法地，为肾命，以应下焦，主脐以下至足之有疾也。

四时之脉者，弦、钩、毛、石也。春脉弦者，肝，东方木也；夏脉钩者，心，南方火也；秋脉毛者，肺，西方金也；冬脉石者，肾，北方水也。四时①脉迟缓者，脾，中央土也。四时平脉者，六脉俱带和缓也。一谓有胃气，有胃气曰生，无胃气曰死。一呼一吸者，为一息也。一息四至者，为平脉也。太过、不及者，病脉也。关格覆溢者，死脉也。三迟二败，冷而危也。六数七极，热生多也。八脱九死十归墓也，十一②十二绝魂也，两息一至死脉也。

五行者，金、木、水、火、土也。相生者，谓金生水、水生木、木生火、火生土、土生金是也。相克者，谓金克木、木克土、土克水、水克火、火克金是也。相生者，吉也；相克者，凶也。心若见沉细、肝见短涩、肾见迟缓、肺见洪大、脾见弦长，皆遇克也。心若见缓、肝见洪、肺见沉、脾见涩、肾见弦，皆遇我之所生也。

---

① 时：原作“季”，据医方泰和堂本、医方经纶堂本改。

② 十一：此后医方泰和堂本、医方经纶堂本多“生”，医门三让堂本多“与”。

男子左手脉常大于右手者，为顺也；女子右手脉常大于左手者，为顺也。男子尺脉常弱，寸脉常盛，是其常也；女子尺脉常盛，寸脉常弱，是其常也①。男得女脉，为不足也；女得男脉，为太过也。男子不可久泻也，女子不可久吐也。

左手属阳，右手属阴。关前属阳，关后属阴。汗多亡阳，下多亡阴。诸阴为寒，诸阳为热也。

人迎者，左手关前一分是也；气口者，右手关前一分是也。人迎以候天之六气，风、寒、暑、湿、燥、火之外感也。人迎浮盛，则伤风也；紧盛，则伤寒也；虚弱，则伤暑也；沉细，则伤湿也；虚数，则伤热也。气口以候人之七情，喜、怒、忧、思、悲、恐、惊之内伤也。喜者，则脉散也；怒者，则脉激也；忧者，则脉涩也；思者，则脉结也；悲者，则脉紧也；恐者，则脉沉也；惊者，则脉动也。人迎脉紧盛大于气口一倍，为外感风与寒，皆属于表，为阳也，腑也；气口脉大于人迎一倍，脉紧盛，为伤食，为劳倦，皆属于里，为阴也，脏也。人迎、气口俱紧盛，此为夹食伤寒，为内伤外感也。男子久病，气口克于人迎者，有胃气也；女子久病，人迎克于气口者，有胃气也。病虽重可治，反此者逆。

外因者，六淫之邪也；内因者，七情之气也；不内外

因者，饮食劳倦跌扑也①。

六脉者，浮、沉、迟、数、滑、涩②也。浮者，为阳，在表，为风、为虚也。沉者，为阴，在里，为湿、为实也；迟者在脏，为寒、为冷、为阴也；数者在腑③，为热、为燥、为阳也。滑者，血多气少也；滑为血有余。涩者，气多血少也。涩为气浊④滞。

八要者，表、里、虚、实、寒、热、邪、正是也。八脉者，浮、沉、迟、数、滑、涩、大、缓是也。表者脉浮，以别之病不在里也；里者脉沉，以别之病不在表也。虚者脉涩，以别之五虚也；实者脉滑，以别之五实也。寒者脉迟，以别之脏腑积冷也；热者脉数，以别之脏腑积热也。邪者脉大，以别之外邪相干也；正者脉缓，以别之外无邪相⑤干也。洪、弦、长、散，浮之类也；伏、实、短、劳⑥，沉之类也；细、小、微、败，迟之类也；疾、促、紧、急，数之类也；动、摇、流、利，滑之类也；芤⑦、虚、结、滞，涩之类也；坚、实、钩、革，大之类也；濡、弱、柔、和，缓之类也。

七表者，浮，芤、滑、实、弦、紧、洪也。

---

① 扑也：底本此后衍"六脉者"，删。
② 涩：原无，据医方泰和堂本、医方经纶堂本、医门三让堂本补。
③ 腑：原作"脉"，据医方泰和堂本、医方经纶堂本改。
④ 浊：原作"独"，据《万病回春·万金一统述》改。
⑤ 相：原无，据医方泰和堂本、医方经纶堂本、医门三让堂本补。
⑥ 劳：疑为"牢"。
⑦ 芤（kōu 抠）：脉象之一。

浮者不足，举有余也；芤者中空，两畔居也；滑者如珠，中有力也；实者偪偪①与长俱也；弦者始按弓弦状也；紧者牵绳转索初也；洪者按之皆极大也。浮为中风芤失血也，滑吐实下分明别也，弦为拘急紧为疼也，洪大从来偏主②热也。

八里者，微、沉、缓、涩、迟、伏、濡、弱也。

微者，如有又如无也；沉者，都无按有余也，迟缓息间三度至也；濡者，散止③细仍虚也；伏者，切骨沉相类也；弱者，沉微指下虚也；涩者，如刀轻刮竹也④。迟寒缓结微为痞也，涩因血少沉气滞也，伏为积聚濡不足也，弱则筋痿少精气也。

九⑤道者，长、短、虚、促、结、代、牢、动、细也。

长者，流利通三部也；短者，本部不及些也；虚者，迟大无力软也；促者，来数急促欤也；结者，时止而迟缓也；代者，不还真可吁也；牢者，如弦沉更实也；动者，鼓动无定居也；细者，虽有但如线也。长为阳毒三焦热也，短气壅郁未得倡也，促阳气拘时兼滞⑥也，虚为血少热生惊也，代主气耗细气少也，牢气满急时主疼也，结主

---

① 偪（bī逼）偪：通"愊愊"，紧而有力状。
② 主：原作"三"，据医方经纶堂本、医门三让堂本改。
③ 止：原作"上"，据《万病回春·万金一统述》改。
④ 刮竹也：此后医方泰和堂本、医方经纶堂木有"缓小于迟来往慢也"。
⑤ 九：原无，据医方泰和堂本、医方经纶堂本补。
⑥ 滞：医方泰和堂本、医方经纶堂本作"痛"。

积气闷兼痛也，动是虚劳血崩利也。

六死脉，雀啄、屋漏、弹石、解索、鱼翔、虾游也。

雀啄连来三五啄也，屋漏半日一点落也，弹石硬来寻即散也，解索搭指即散乱也，鱼翔似有亦似无也，虾游静中跳一跃也。

奇经八脉者，阳维、阴维、阳跷、阴跷、冲脉、任脉、督脉、带脉也。阳维者为病，苦寒热也；阴维者为病，苦心痛也。阳跷者为病，阴缓而阳急也；阴跷者为疾，阳缓而阴急也。冲之为病，气逆而里急也；督之为病，脊强而厥冷也；任之为病，其内苦结，男为七疝①，女为瘕聚也；带之为病，腹满腰胀，溶溶若坐水中也。

中风宜迟浮②，忌急实也。伤寒宜洪大，忌沉细也。咳嗽宜浮濡，忌沉伏也。腹胀宜浮大，忌虚小也。下痢宜微小，忌浮洪也。狂疾宜实大，忌沉细也。霍乱宜浮洪，忌微迟也。消渴宜数大，忌虚小也。水气宜浮大，忌沉细也。鼻衄宜沉细，忌浮大也。心腹疼痛宜沉细，忌浮大也。上气浮肿宜浮滑，忌沉细也。唾血宜沉弱，忌实大也。金疮宜微细，忌紧数也。中恶宜紧细，忌浮大也。中毒宜数大，忌微细也。吐血宜沉小，忌实大也。肠澼宜沉迟，忌数疾也。内伤宜弦紧，忌小弱也。风痹宜虚濡，忌

---

① 疝：底本、医方泰和堂本、医门三让堂本并作"散"，据《难经集注·二十九难》改。

② 中风宜迟浮：底本蚀缺，医方泰和堂本作"风宜迟缓"，据《万病回春·万金一统述》补。

紧急也。温病发热，忌微小也。腹中有积，忌虚弱也。病热，忌脉静也；病泄，忌脉大也。翻胃①宜浮缓，忌沉涩也。咳逆宜浮缓，忌弦急也。诸气宜浮紧，忌虚弱也。痞满宜滑脉，忌涩脉也。

妇人带下宜迟滑，忌虚浮也。妇人妊娠宜洪大，忌沉细也。产妇面赤舌青，母活子死也；面青舌青沫出，母死子活也；唇口俱青，子母俱死②。妇人已产，宜小实，忌虚浮也。妇人虚劳，右寸数者，危也；鱼口气急者，死也。循衣摸床者，死也；口③臭不可近者，死也；面肿、色苍黑者，死也；发直如麻者，死也；遗尿不知者，死也；舌卷卵缩者，死也；眼目直视者，死也；面无光者、牙根黑者，死也；汗出身体不凉者，死也；头面痛、卒视无所见者，死也；黑色④入耳、目、鼻，渐⑤入口者，死也；温病大热，脉细小者，死也；温病汗出不至足者，死也；瘦脱形发热、脉坚急者，死也。

人病脉不病者，名内虚也；脉病人不病者，名行尸也。病若闭⑥目不欲见人者，宜强急而长，忌浮短而涩也；病若开目而渴，心下牢者，宜紧实而数，忌浮涩而微也；

---

① 翻胃：同"反胃"，食下良久复出或隔宿吐出。

② 唇口……俱死：底本此句在"妇人已产，宜小实，忌虚浮也"之后，据《万病回春·万金一统述》移于此。

③ 口：原作"尸"，据《万病回春·万金一统述》改。

④ 色：医方泰和堂本、医方经纶堂本作"已"。

⑤ 渐：医方泰和堂本作"新"。

⑥ 闭：底本、医方泰和堂本作"开"，据《万病回春·统述》改。

病若吐血复衄血者，宜沉细，忌浮大而牢也；病若谵言妄语，身当①有热，脉宜洪大，忌手足厥逆、脉细而微也；病若大腹而泄者，宜微细而涩，忌紧大而滑也。

诸风掉眩者，皆属于肝也。诸寒收引者，皆属于肾也。诸湿肿满者，皆属于脾也。诸气膹郁②者，皆属于肺也。诸痛痒疮者，皆属于心也。诸厥固泄者，皆属于下也。诸痿喘呕者，皆属于上也。诸热瞀瘛③，皆属于火，手少阳三焦经也。瞀，昏也。瘛，跳动也。诸禁④鼓慄⑤，如丧神守，皆属于火，手少阴心经也。禁，冷也。诸逆冲上，皆属于火，手厥阴心包络经也。诸痉强直，皆属于湿，足太阳膀胱经也。

一损损于皮毛，皮聚而毛落也。二损损于血脉，血脉虚少，不能荣于脏腑也。三损损于肌肉，肌肉⑥消瘦，饮食不能为肌肤也。四损损于筋，筋缓不能自收持也。五损损于骨，骨痿不能起于床也。从上下者，骨痿不能起于床者，死也；从下上者，皮聚而毛落者，死也。

肺主皮毛，损其气者，益其气也。心主血脉，损其心者，调其荣卫也。脾主肌肉，损其脾者，调其饮食，适⑦

---

① 当：医方经纶堂本作"常"。
② 膹（fèn 份）郁：气逆胸满，郁结之状。
③ 瞀瘛（màochì 冒赤）：晕眩痉挛。瞀，目眩眼花；瘛，筋脉痉挛。
④ 禁：通"噤"，口闭。
⑤ 鼓慄：鼓颔战栗。
⑥ 肉：原作"内"，据医方泰和堂本、医方经纶堂本改。
⑦ 适：原作"通"，据《难经集注·卷二十四难》改。

其寒温也。肝主筋，损其筋者，缓其中也。肾主骨，损其骨者，益其精也。

忧愁思虑，则伤心也。形寒饮冷，则伤肺也。恚怒气逆，则伤肝也。饮食劳倦，则伤脾也。坐湿入水，则伤肾也。亢则害，承乃制也。寒极则生热也，热极则生寒也。木极而似金也，火极而似水也，土极而似木也，金极而似火也，水极而似土也。

五郁者，泄、折、达、发、夺也。木郁达之谓吐之，令其条达也；火郁发之谓汗之，令其疏散也；土郁夺之谓下之，令无壅凝也；金郁泄之谓渗泄，解表利小便也；水郁折之谓抑之，制其冲逆也。心下逆满者，下之过也；气上冲胸，起则眩晕者，吐之过也；肉瞤①筋惕，足捲②恶寒者，汗之过也。

脱阳者见鬼，气不守也；脱阴者目盲，血不荣也。

诸腹胀大，皆属于热，足太阴脾③经也。诸燥狂越，皆属于火，足阳明胃经也。诸暴强直，皆属④于风，足厥阴肝经也。诸病有声，鼓之如鼓，皆属于热，手太⑤阴肺经也。诸病跗⑥肿，酸疼惊骇，皆属于火，手阳明大肠经

---

① 瞤（rún）：肌肉抽缩跳动。

② 捲（juǎn 卷）：原作"曙"，据医方泰和堂本改。收之意。

③ 脾：原作"痹"，据医方泰和堂本、医方经纶堂本改。

④ 属：原作"发"，据《素问·至真要大论》改。

⑤ 太：原作"大"，据医方泰和堂本改。

⑥ 跗（fū 夫）：脚背。

也。跗肿，足背肿也。诸转反戾①，水液浑浊，皆属于热，手太阳小肠经也。诸病水液，澄彻清冷，皆属于寒，足少阴肾经也。诸呕吐酸，暴注下迫，皆属于热，足少阳胆经也。暴注，卒然泻也。下迫，里急后重也。

五虚者，脉细、皮寒、气少、泄利前后、饮食不入是也。浆粥入胃，泄泻止则生。五实者，脉盛、皮热、腹胀、前后不通、闷瞀是也。泻之，大小通利而②得汗生。五胜者，风胜则动，热胜则肿③，燥胜则干，寒胜则浮，湿胜则濡泄也。五恶者，心恶热，肺恶寒，肝恶风，脾恶湿，肾恶燥也。六脱者，脱气，脱血，脱津，脱液，脱精，脱神也。五劳者，久视伤血，劳于心也；久卧伤气，劳于肺也；久坐伤肉，劳于脾④也；久立伤骨，劳于肾也；久行伤筋，劳于肝也。尽力谋虑，劳伤乎肝，应筋极也；曲运神机劳伤乎脾，应肉极也；意外过思，劳伤乎心，应脉极也；预事而忧，劳伤乎肺，应气极也；矜持志节，劳伤乎肾，应骨极也。

头者，精神之府。头倾视深，精神将脱也。背者，胸中之府。背曲肩垂，府将坏也。腰者，肾之府。转摇不能，肾将惫也。骨者，髓之府。不能久立，则⑤振掉⑥，骨

---

① 诸转反戾：转筋拘挛，背反张，身曲不能直。转，转筋；反，角弓反张；戾，曲也。

② 而：医方泰和堂本、医方经纶堂本作"血"。

③ 肿：底本、医方泰和堂本作"睡"，据医方经纶堂本改。

④ 脾：原作"肺"，据医方泰和堂本、医方经纶堂本改。

⑤ 则：《素问·脉要精微论》此前有"行"。

⑥ 振掉：身体动摇颤动。

将瘵也。膝者，筋之府。屈伸不能，则偻附①，筋将瘵也。

重阳者狂，气并于阳也；重阴者癫，血并于阴也。气留而不行者，为气先病也；壅病②不濡者，为血后病也。五脏不和，则九窍不通也；六腑不和，则留③结为壅也。手屈而不伸者，病在筋也；手伸而不屈者，病在骨也。瘛④者，筋脉急而缩也；疭⑤者，筋脉缓而伸也。搐搦者，手足牵引，一伸一缩也。舌吐不收者，阳强也；舌缩不能言者，阴强也。

春伤于风，夏必飧泄也；夏伤于暑，秋必痎疟⑥也；秋伤于湿，冬必咳嗽也；冬伤于寒，春必温病⑦也。

风者，百病之长也。风痱者，谓四肢不收也。偏枯者，谓半身不遂也。风懿者，谓奄忽⑧不知人也。风痹者，谓诸痹类风状也。瘫者，坦也，筋脉弛纵，坦然而不举也。痪者，涣也，血气散满⑨，涣而不周也。

寒者，天地杀厉之气也。伤寒，身热、无汗、恶寒

---

① 偻（lǚ 屡）附：弓身曲背。附，原作"胕"，据医方泰和堂本改。

② 壅病：医方泰和堂本、医方经纶堂本作"血滞而"。《难经集注·二十二难》作"血壅而"。

③ 留：原作"流"，医方泰和堂本、医方经纶堂本作"沉"。据《难经集注·三十七难》改。

④ 瘛（chì 翅）：筋脉拘急收缩。瘛，通"瘈"。

⑤ 疭（zòng 纵）：筋脉弛缓纵伸。

⑥ 痎（jiē 皆）疟：《格致余论·痎疟论》云："痎疟，老疟也。以其隔两日一作，缠绵不休，故有是名。"

⑦ 病：原作"疟"，据医方泰和堂本、医方经纶堂本改。

⑧ 奄忽：忽然，突然。

⑨ 满：底本、医方泰和堂本均作"满"，疑为"漫"。

也。伤风①者，身热、有汗、恶风也。太阳则头疼、身热、脊强也。阳明则目痛、鼻干、不眠也。表热者，翕然而热也。里热者，蒸蒸而热也。项背强者，太阳表邪也。恶风者，见风则怯也。发热恶寒者，发于阳也；无热恶寒者，发于阴也。寒热往来者，阴阳相胜也。烦热者，热邪传里也。煎厥者，气热烦劳也。薄厥者，气逆太甚也。

五饮者，支饮、留饮、痰饮、悬饮、溢饮也。五泄者，脾泄、胃泄、大肠泄、小肠泄、大瘕泄也；又有飧泄、肾泄、洞泄、濡、鹜溏之类。脾泄者，腹胀呕逆也；胃泄者，饮食不化也；大肠泄者，食已窘迫也；小肠泄者，溲便脓血也；大瘕泄者，里急后重也；鹜溏泄者，大肠有寒也。肠垢者，大肠有热也。飧泄者，食不化，脾病也。脾约者，大便坚而小便利也。

五膈者，忧、恚、寒、热、气也。五噎者，忧，思、劳、食、气也。九气者，喜、怒、忧、思、悲、恐、惊、劳、寒、暑也。五积者，五脏之所生也。六聚者，六腑之所成也。肝积在左胁，肥气也；肺积在右胁，息奔也；心积在脐上，伏梁也；肾积在脐下，奔豚也；脾积在中，痞气也。

五疸者，黄汗、黄疸、酒疸、谷疸、女劳疸也。五轮者，风、血、肉、气、水也。八廓者，天、地、水、火、风、雷、山、泽也。

---

① 风：原作"寒"，据医方泰和堂本改。

卷之上

诸品药性阴阳论

夫药有寒、热、温、凉之性，酸、苦、辛、咸、甘、淡之味，升、降、浮、沉之能，互相气味、厚薄不同，轻重不等，寒热相杂，阴阳相混。或气一而味①殊，或味同而气异。总而言之，不可混说。分而言之，各有所能。本乎天者亲上，本乎地者亲下。轻清成象，重浊成形。清阳发腠理，浊阴走五脏②。清中清者，荣养于神。浊中浊者，坚强骨髓。辛甘发散为阳，酸苦涌③泄为阴。气为阳，气厚为阳中之阳，气薄为阳中之阴。气薄则发泄，气厚④则发热。味为阴，味厚为阴中之阴，味薄为阴中之阳。味薄则通，味厚则泄。升降浮沉之理，胸⑤中豁然而贯通矣。人徒知药之神者乃药之⑥力也，殊不知乃用药者之力也。人徒知辨真伪识药之为难，殊不知分阴阳用药之为尤⑦难也。

---

① 而味：底本蚀缺，据医方泰和堂本、医要珠囊本补。
② 腠理……五脏：底本蚀缺，据医方泰和堂本、医要珠囊本补。
③ 涌：底本、医方泰和堂本并作"漏"，据医要珠囊本改。
④ 厚：底本蚀缺，据医要珠囊本改。
⑤ 浮沉之理胸：底本蚀缺，据医方泰和堂本、医要珠囊本补。
⑥ 神者乃药之：底本蚀缺，据医方泰和堂本、医要珠囊本补。
⑦ 用药之为尤：底本蚀缺，据医方泰和堂本、医要珠囊本补。

药性升降浮沉补泻法

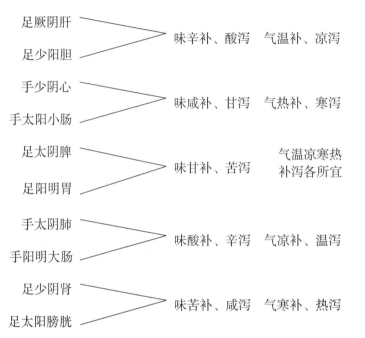

足厥阴肝
足少阳胆　　　味辛补、酸泻　气温补、凉泻

手少阴心
手太阳小肠　　味咸补、甘泻　气热补、寒泻

足太阴脾
足阳明胃　　　味甘补、苦泻　气温凉寒热补泻各所宜

手太阴肺
手阳明大肠　　味酸补、辛泻　气凉补、温泻

足少阴肾
足太阳膀胱　　味苦补、咸泻　气寒补、热泻

五脏更相平也。一脏不平，所胜平①之，故曰安谷则昌，绝谷则亡。仲景云：水入于经②，其血乃成；谷入于胃，脉道乃行。故血不可不养，卫不可不温。血温卫和，荣卫将行，常有天命矣。

诸脏五欲

肝欲散，急食辛以散之，以辛补之，以酸泻之。心欲软，急食咸以软之，以咸补之，以甘泻之。脾欲缓，急食

---

① 所胜平：底本、医方泰和堂本均无，据医要珠囊本补。
② 经：底本、医方泰和堂本均作"胃"，据医要珠囊本改。

甘以缓之，以甘补之，以苦泻之。肺欲收，急食酸以收之，以酸补之，以辛泻之。肾欲坚，急食苦以坚之，以苦补之，以咸泻之。

诸脏五苦

肝苦急，急食甘以缓之。脾苦湿，急食苦以燥之。心苦缓，急食酸以收之。肾①苦燥，急食辛以润之。肺苦气上，急食苦以泄之。开腠理，致津液，通其气也。

五气凑五脏例

臊气入肝，腥气入肺，香气入脾，焦气入心，腐气入肾。

五行五色五味五②走五脏主禁例

东方之木，其色青，其味酸，其脏肝。肝主筋，木曰曲直，作酸，酸走肝，筋病人无多食酸。南方之火，其色赤，其味苦，其脏心。心主血，火曰炎上，作苦，苦走心，血病人无多食苦。西方之金，其色白，其味辛，其脏肺。肺主气，金曰从革，作辛，辛走肺，气病人无多食辛。中央之土，其色黄，其味甘，其脏脾。脾主肉，土曰稼穑，作甘，甘走脾，肉病人无多食甘。北方之水，其色

---

① 肾：原无，据医方泰和堂本、医方经纶堂本补。
② 五：底本、医方泰和堂本均无，据医要珠囊本补。

黑，其味咸，其脏肾。肾主骨，水曰润下，作咸，咸走肾，骨病人无多食咸。

手足三阴①三阳表里引经主治例

太阳		足膀胱 手小肠	上：羌活　下：黄柏
	少阴	足肾 手心	知母、黄连
少阳		足胆 手三焦	上：柴胡　下：青皮
	厥阴	足肝 手包络	青皮、柴胡
阳明		足胃 手大肠	上:升麻、白芷　下:石膏②
	太阴	足脾 手肺	白芍药③、桔梗

诸药泻诸经之火邪

黄连泻心火；栀子、黄芩泻肺火；白芍泻脾④火；知

---

① 三阴：底本、医方泰和堂本均无，据医要珠囊本补。
② 石膏:底本前衍"降"，据医要珠囊本删。
③ 白芍：底本、医方泰和堂本、胡药性本并作"白芷"，钱珠囊本作"白芍"，据医要珠囊本改。
④ 脾：底本、医方泰和堂本、胡药性本并作"肝"，据医要珠囊本、钱珠囊本改。

母泻肾火；柴胡、黄连泻肝胆火。

木通泻小肠火；柴胡、黄芩泻三焦火；黄芩泻大肠火；黄柏泻膀胱火。

诸药相反例

甘草反大戟、芫花、甘遂、海藻；乌头反半夏、栝楼、贝母、白及、白蔹；藜芦反细辛、芍药、人参、沙参、苦参、丹参、玄参。

五脏补泻主治例

肝虚者，陈皮、生姜之类补之。虚则补其母，肾者，肝之母也，以熟地黄、黄柏补之。如无他证，钱氏地黄丸主之。实则白芍药泻之，如无他证，钱氏泻青丸主之。实则泻其子，以甘草泻心，心者，肝之子也。

心虚者，炒盐补之。虚则补其母，肝者，心之母也，以生姜补肝，如无他证，钱氏安神丸主之。实则甘草泻之，如无他证，钱氏方中重则泻心汤，轻则导赤散。

脾虚者，甘草、大枣之类补之。实则黄连、枳实泻之，如无他证，钱方益黄①散主之。虚则补其母，心乃脾之母，以炒盐补心。实则泻其子，肺乃脾之子，以桑白皮

---

① 黄：底本、医方泰和堂本并作"方"，医要珠囊本作"黄"，查《小儿药证直诀·卷下》有益黄散，治脾胃虚弱及脾疳、腹大身瘦。故据医要珠囊本改。

泻肺。

肺虚者，五味子补之，实则桑白皮泻之。如无他证，钱氏阿胶散主之。虚则补其母，脾乃肺之母。以甘草、大枣补①脾。实则泻其子，肾者肺之子，以泽泻泻肾。

肾虚者，熟地黄、黄柏补之。肾无实，不可泻。钱氏止有补肾地黄丸，无泻肾药。虚则补其母，肺乃肾之母，以五味子补肺。

以上五脏补泻，《素问·脏气法时论》备言之矣。欲究其精②，详看本论。

用药凡例

头角痛用川芎，血枯亦用。巅顶痛须用藁本。遍身肢节痛须用羌活，风湿亦用。腹中痛须用白芍、厚朴③。心下痛须用吴茱萸。胃脘痛须用草豆蔻。胁下痛须用柴胡。日晡潮热、寒热往来亦用柴胡④。气刺痛须用枳壳。茎中痛须用生甘草梢。胸中寒痞用去白陈皮。腹中窄痛用苍术。

破血须用桃仁，活血须用当归，补血须用川芎，调血须用玄胡索。补元气须用人参，调诸气须用木香，破滞气

---

① 补：底本、医方泰和堂本并作"主"，据医要珠囊本改。

② 精：原脱，据医要珠囊本补。

③ 厚朴：医要珠囊本其后有"脐下痛须用黄柏、青皮"。

④ 日晡潮热……用柴胡：底本此句在"气刺痛须用枳壳"之后，据医要珠囊本移于此。

须用枳壳、青皮。

解①表热须用黄芩，去痰亦用。去痰用半夏。去风痰须用南星。诸虚热须用黄芪，盗汗亦用。脾胃受湿用白术，去痰亦用。下②焦湿肿用汉防己、草龙胆，中焦湿热用黄连，上③焦湿热用黄芩。

烦渴用白茯苓、葛根。嗽者用五味子。咳有声无痰者，用生姜、杏仁、防风。咳有声有痰者，用半夏、枳壳、防风。喘者须用阿胶、天门冬、麦门冬。④

诸泄泻须用白术、白芍。诸水泻须用白术、白茯苓、泽泻。诸痢疾须用当归、白芍。

上部见血用防风，中部见血用黄连，下部见血用地榆。

眼暴发，须用当归、黄连、防风；眼久昏暗，用熟地黄、当归、细辛。

解利伤风，用防风为君，白术、甘草为佐；解利伤寒，甘草为君，防风、白术为佐。

凡诸风须用天麻、防风。诸疮疡须用黄柏、知母为君，连翘、黄芩为佐。小便不利须用黄柏、知母为君，茯

---

① 解：原作"肌"，据医要珠囊本改。
② 下：原作"上"，据医要珠囊本改。
③ 上：原作"下"，据医要珠囊本改。
④ 喘者须用……麦门冬：底本此句在"诸泄泻须用白术、白芍"之后，据医要珠囊本移于此。

苓、泽泻为佐。疟疾须用柴胡为君，随所发之时、所属经络①部分，以引②经药导之。

以上诸药，此大略言之，以为处方之阶。欲究其精，于"指掌珍③珠囊④"中求之。

寒性类

诸药识性，此类最寒。犀角解乎心热，羚羊清乎肺肝。泽泻利水通淋而补阴不足，海藻散瘿破气而治疝⑤何难。

闻知菊花能明目而清头风，射干疗咽闭而消痈毒。薏苡理脚气而除风湿，藕节消瘀血而止吐衄。瓜蒌子下气润肺喘兮，又且宽中；车前⑥子止泻利小便兮，尤能明目。

是以黄柏疮用，兜铃医嗽。地骨皮有退热除蒸之效，薄荷叶宜消风清肿之施。宽⑦中下气，枳壳缓而枳实速也；疗肌解表，干葛先而柴胡次之。百部治肺热，咳嗽可止；栀子凉心肾，鼻衄最宜。玄参治结热毒痈，清利咽膈；升麻消风热肿毒，发散疮痍。

---

① 络：原脱，据医要珠囊本补。
② 引：原作"升"，据医要珠囊本改。
③ 珍：原脱，据医要珠囊本补。
④ 指掌珍珠囊：指本书"诸品药性主治指掌"部分。
⑤ 疝：原作"产"，据医要药性本、医方泰和堂本改。
⑥ 前：原作"钱"，据医要药性本、医方泰和堂本改。
⑦ 宽：底本前有"能"，据医要药性本删。

尝闻腻粉①抑肺而敛肛门，金箔镇心而安魂魄。茵陈主黄疸而利水，瞿麦治热淋之有血。朴硝通大肠，破血而疗痰癖；石膏坠头疼，解肌而消烦渴。前②胡除内外之痰实，滑石利六腑之涩结。天门冬止嗽，补血冷③而润肝心；麦门冬清心，解烦渴而除肺热。

又闻治虚烦，除哕呕，须用竹茹；通秘结，导瘀血，必资大黄。宣黄连治冷热之痢，又厚肠胃而止泻；淫羊藿疗风寒之痹，且补阴虚而助阳。茅根止血与吐衄；石苇通淋于小肠。熟地黄补血④，而且疗虚损；生地黄宣血，更医眼疮。赤芍药破血而疗腹疼，烦热亦解；白芍药补虚而生新血，退热尤良。

若乃消肿满、逐水于牵牛，除毒热、杀虫于贯众。金铃子治疝气而补精血，萱草根治五淋而消乳痈⑤。侧柏叶治血山⑥崩漏之疾，香附子理血气妇人之用。地肤子利膀胱，可洗皮肤之风；山豆根解热毒，能止咽喉之痛。白鲜

---

① 腻粉：即轻粉。

② 前：原作"全"，据医要药性本、医方泰和堂本改。

③ 冷：天门冬性寒，《名医别录·上品》云其"保定肺气，去寒热，养肌肤，益气力，利小便，冷而能补"。是以本处应指天门冬可补血，性冷而润肝心。

④ 血：原作"虚"，据医要药性本改。

⑤ 痈：原作"肿"，据医要药性本改。

⑥ 血山：原无，据医要药性本补。

皮去风，治筋弱而疗足顽痹①；旋覆花明目，治头风②而消痰嗽壅。

又况荆芥穗清头目③便血，疏风散疮之用；瓜蒌根疗黄疸毒痛，消渴解痰之忧。地榆疗崩漏，止血止痢；昆布破疝气，散瘿散瘤。疗伤寒，解虚烦，淡竹叶之功倍④；除结气，破瘀血，牡丹皮之用周⑤。知母止嗽而骨蒸退，牡蛎涩精而虚汗收。贝母清痰，止咳嗽而利心肺；桔梗下气，利胸膈而治咽喉。

若夫黄芩治诸热，兼主五淋；槐花治肠风，亦痊痔痢。常山理痰结而治温疟，葶苈泻肺喘而通水气。

此六十六种药性之寒，又当考《图经》以博其所治，观夫方书以参其所用焉，其庶几矣。

热性类

药有温热，又当审详。欲温中以荜茇，用发散以生姜。五味子止嗽痰，且滋肾水；腽肭脐⑥疗痨瘵⑦，更壮

---

① 顽痹：原作"头皮"，据医要药性本改。

② 风：底本、医方泰和堂本、医门三让堂本并作"痛"，医要药性本作"风"。《日华子本草·卷第九 草部下品之上》"旋覆花"条云其"明目，治头风，通血脉"，故据医要药性本改。

③ 目：原无，据医要药性本补。

④ 倍：原无，据医要药性本补。

⑤ 周：原作"同"，据医要药性本改。

⑥ 腽肭（wànà 袜那）脐：即海狗肾。腽肭，腽肭兽，通称海狗。

⑦ 瘵（zhài 寨）：病名，多指痨病。

元阳。

原夫川芎祛风湿，补血清头；续断治崩漏，益筋强脚。麻黄表汗①以疗咳嗽，韭子助阳而医白浊。川乌破积，有消痰治风痹之功；天雄散寒，为去湿助精阳之药。

观夫川椒达下，干姜暖中。胡芦巴治虚冷之疝气，生卷柏破癥瘕而血通。白术消痰壅温胃，兼止吐泻；菖蒲开心气散冷，更治耳聋。丁香快脾胃而止吐逆，良姜止心气②痛之攻冲。肉苁蓉填精益肾，石硫黄暖胃驱虫。胡椒主去痰而除冷，秦椒主攻痛而治风。吴茱萸疗心腹③之冷气，灵砂定心脏之怔忡。

夫散肾冷、助脾胃，须荜澄茄；疗心疼、破积聚，用蓬莪术。缩砂止吐泻安胎，化酒食之剂；附子疗虚寒翻胃，壮元阳之力。白豆蔻治冷泻，疗痛止痛于乳香；红豆蔻止吐酸，消血杀虫于干漆。

岂不知鹿茸生精血，腰脊、崩漏之均补；虎骨壮筋骨，寒湿、毒风之并祛。檀香定霍乱，而心气之疼愈；鹿角壮④精髓，而腰脊之痛除。消肿益血⑤于米醋，下气散寒于紫苏。扁豆助脾，则酒有行药破血之用；麝香开窍，则

---

① 汗：医要药性本作“寒”。

② 心气：医要药性本作“冷”。

③ 腹：医要药性本作“血”。

④ 壮：原作“秘”，据医要药性本改。

⑤ 血：原作“脾”，医要药性本、钱珠囊本作“血”。《本草衍义·卷之二十》云：“产妇房中常醋气则为佳，酸益血也。”故据医要药性本、钱珠囊本改。

葱为通中发汗之需。

尝观五灵脂治崩漏，理血气之刺痛；麒麟竭止血出，疗金疮之折伤。麋①茸壮阳以助肾，当归补虚而养血。乌贼骨②止带下，且除崩漏目翳；鹿角胶住血崩，能补虚羸劳绝。白花蛇治瘫痪，除风痒之癫疹；乌梢蛇疗不仁③，去疮疡之风热。

《图经》云：川④乌药有治冷气之理，禹余粮乃治崩漏之因。巴豆利痰水，能破积热⑤；独活疗诸风，不论久新。山茱萸治头晕遗精之药，白石英医咳嗽吐脓之人。厚朴温胃而祛呕胀，消痰亦验；肉桂行血而疗心疼，止汗如神。

是则鲫鱼有温胃之功，代赭乃镇肝之剂。沉香下气补肾，定霍乱之心疼；橘皮开胃去痰，导壅滞之逆气。

此六十种药性之热，又当博本草而取治焉。

温性类

温药总括，医家素谙。木香理乎气滞，半夏主于风痰。苍术治目盲，燥脾治湿宜用；萝卜去膨胀，下气制面尤堪⑥。

---

① 麋：原作"鹿"，据医要药性本、钱珠囊本改。
② 骨：原无，据医要药性本补。
③ 不仁：皮肤没有知觉。
④ 川：原无，据医要药性本补。
⑤ 热：医要药性本作"结"。
⑥ 堪：承担、胜任之意。

况夫钟乳粉补肺气，兼疗肾虚；青盐治腹疼，且滋肾水。山药而腰湿能医，阿胶而痢嗽皆止。赤石脂治精①浊而止泻，兼补崩中；阳起石暖子宫以壮阳，更疗阴痿。

诚以紫菀治嗽，防风去风。苍耳子透脑涕止，威灵仙宣风气通。细辛去头风，止嗽而疗齿痛；艾叶治崩漏，安胎②而医痢红。羌活明目驱风，除筋挛肿痛；白芷止崩治肿，疗痔漏疮痈。

若乃红蓝花通经，治产后恶血之余；刘寄奴散血，疗汤火金疮之苦。减风湿之痛，则茵芋叶；疗折伤之症，则骨碎补。藿香叶辟恶气而定霍乱，草果仁温脾胃而止呕吐。巴戟天治阴疝白浊，补肾尤滋；玄胡索理气痛血凝，调经有助。

尝闻款冬花润肺，去痰嗽以定喘；肉豆蔻温中，止霍乱而助脾。抚芎定经络之痛，何首乌治疮疥之资。姜黄能下气，破恶血之积；防己宜消肿，去风湿之施③。藁本除风，主妇人阴痛之用；仙茅益肾，扶元气虚弱之衰。

乃曰破故纸温肾，补精髓与劳伤；宣木瓜入肝，疗脚气并水肿。杏仁润肺余，止嗽之剂；茴香治疝气，肾痛之用。诃子生津止嗽④，兼疗滑泄之痾⑤；秦艽攻风逐水，又

---

① 精：原作"清"，据医要药性本、医方泰和堂本改。
② 安胎：医要药性本作"暖宫"。
③ 施：医要药性本、钱珠囊本作"痹"。
④ 漱：底本、医方泰和堂本作"浊"，据医要药性本改。
⑤ 痾（kē 颗）：古同"疴"，病。

止肢节之痛。槟榔豁痰而逐水，杀寸白虫；杜仲益肾而添精，去腰膝重。

当知紫石英疗惊悸①崩中之疾，橘核仁治腰痛疝气之瘨②。金樱子兮涩遗精，紫苏子兮下气涎。淡豆豉发伤寒之表，大、小蓟除诸血之鲜。益智安神，治小便之频③数；麻仁润肺，利六腑之燥坚。

抑又闻补虚弱，排脓疮，莫若黄芪；强腰脚，壮筋骨，无如狗脊。菟丝子补肾以明目，马蔺花治疝而有益。

此五十四种药性之温，更宜④参《图经》而默识⑤也。

平性类

详论药品，平和存性。以硇砂而去积，用龙齿⑥以安魂。青皮快膈除膨胀，且利脾胃；芡实益精治白浊，兼补真元。

原夫木贼草去目翳，崩漏亦医；花蕊石治金疮，血行则却。决明和肝气，治眼之剂；天麻主湿痹⑦，祛风之药。

---

① 悸：原无，据医要药性本补。

② 瘨（diān 颠）：疾病。

③ 频：原作"涩"，据医要药性本、钱珠囊本改。

④ 宜：原作"疑"，据医方泰和堂本改。

⑤ 识（zhì 志）：记住。

⑥ 龙齿：底本、医方泰和堂本作"龙脑"，医要药性本、胡药性本、钱珠囊本作"龙齿"。《药性论·兽禽虫鱼类第三》论龙齿"镇心，安魂魄"，故改。

⑦ 湿痹：底本、医方泰和堂本、胡药性本、钱珠囊本作"脾湿"。据医要药性本改。

甘草和诸药而解百毒，盖以性平；石斛平胃气而补肾虚，更医脚弱。

观夫商陆治肿，覆盆益精。琥珀安神而散血，朱砂镇心而有灵。牛膝强足补精，兼疗腰①痛；龙骨止汗住湿，更治血崩。甘松理风气而痛止，蒺藜疗风疮而目明。人参润肺宁心，开脾助胃；蒲黄止崩治衄，消瘀调经。

岂不以南星醒脾，去惊风、吐痰之忧；三棱破积，除血块、气滞②之症。没③石主泄泻而神效，皂角治风痰而响应。桑螵蛸疗遗精之泄，鸭头血医水④肿之盛。蛤蚧治劳嗽，牛蒡子疏风壅之痰；全蝎主风瘫，酸枣仁去怔忡之病。

尝闻桑寄生益血安胎，且止腰痛；大腹子去膨下气，亦令胃和。小草、远志，俱有宁⑤心之妙；木通、猪苓，尤为利水之多。莲肉有清心醒脾之用。没药乃治疮散血之科。郁李仁润肠宣水，去浮肿之疾；茯神宁神益智，除惊悸之疴。白茯苓补虚劳，多在心脾之有准；赤茯苓破结血⑥，兼⑦利水道以无过。

因知麦蘖有助脾化食之功，小麦有止汗养心之力。白

---

① 腰：医要药性本作"脚"。
② 滞：医要药性本作"臟"。
③ 没：原作"滑"，据医要药性本、钱珠囊本改。
④ 水：医要药性本作"风"。
⑤ 宁：原作"灵"，据医方泰和堂本改。
⑥ 血：医要药性本作"气"，医方泰和堂本、医方经纶堂本作"滞"。
⑦ 兼：原作"独"，据医要药性本、钱珠囊本、胡药性本改。

附子去面风之游走，大腹皮治水肿之泛溢。椿根白皮主泻血，桑根白皮主喘息。桃仁破瘀血，兼治腰疼；神曲健脾胃，而进饮食。五加皮坚筋骨以立行，柏子仁养心神而有益。

抑又闻安息香辟恶，且止心腹之痛；冬瓜仁醒脾，实为饮食之资。僵蚕治诸风之喉闭，百合敛肺劳之嗽痿。赤小豆解热毒，疮肿宜用；枇杷叶下逆气，哕呕可医。连翘排疮脓与肿毒，石楠叶利筋骨与毛皮①。谷蘖养脾，阿魏除邪气而破积；紫河车②补血，大枣和药性以开脾。

然而鳖甲治劳疟，兼破癥瘕；龟甲坚筋骨，更疗崩疾。乌梅主便血疟痢③之用，竹沥治中风④声音之失。

此六十八种平和之药，更宜参本草而求其详焉。

诸品药性主治指掌

羌活，味苦甘平，性微温，无毒。升也，阴中之阳也。其用有五：散肌表八风之邪，利周身百节之痛，排巨阳⑤肉腐之疽，除新旧风湿之症，乃手足太阳、表里引经

---

① 利筋骨与毛皮：医要药性本作"疗脚气之挛拘"。
② 紫河车：此处指人之胎盘。本书"卷之下·草部下"另提及蚤休亦名紫河车，与此处人胎盘之紫河车同名而异物。
③ 痢：医方泰和堂本、钱珠囊本作"疾"。
④ 风：医要药性本作"气"。
⑤ 巨阳：太阳经的别名。《素问·热论》："巨阳者，诸阳之属也。其脉连于风府，故为诸阳主气也。"马王堆汉墓帛书医经又作"钜阳"，义同。或指申脉穴。

药也。

升麻，味苦平，性微寒，无毒。升也，阴中之阳也。其用有四：引葱白散手阳明之风邪，引石膏止足阳明之齿痛，引诸药游行四经，升阳气于至阴之下。因名之曰升麻。

柴胡，味苦平，性微寒，无毒。升也，阴中之阳也。其用有四：左右两旁胁下痛，日晡潮热往来生；在脏调经内主血，在肌主气上行经。手足少阳、表里四经药也①。

白芷，味辛，性温，无毒。升也，阳也。其用有四：去头面皮肤之风，除皮肤燥痒之痹②，止足阳明头痛之邪，为手太阴引经之剂。

防风，味甘辛，性温，无毒。升也，阳也。其用有二：以气味能泻肺金③，以体用通疗诸风。

当归，味甘辛，性温，无毒。可升可降，阳也。其用有四：头止血而上行，身养血而中守，梢破血而下流，全活血而不走。

独活，味苦甘平，性微温，无毒。升也，阴中之阳也。其用有三：诸风掉眩，颈项难伸，风寒湿痹，两足不仁④及为足少阴之引经。

---

① 药也：底本、医方泰和堂本均脱，据医要珠囊本补。
② 痹：医要珠囊本作"症"。
③ 金：底本、医方泰和堂本均脱，据医要珠囊本补。
④ 仁：底本、医方泰和堂本并作"用"，据医要珠囊本改。

木香，味苦辛，性温①，无毒。降也，阴也②。其用有二③：调诸气不可无，泄肺气不可缺。

槟榔，味苦辛，性温，无毒。降也，阴也。其用有二：坠诸药，性若铁石；治后重，验如奔马。

吴茱萸，味苦辛，性热，有小毒。可升可降，阳也。其用有四：咽嗌寒气噎塞而不通，胸中冷气闭塞而不利，脾胃停冷腹痛而不任，心气刺痛成阵而不止。

藿香叶，味甘，性温，无毒，可升可降，阳也。其用有二：开胃口，能进饮④食；止霍乱，仍除呕逆。

川芎，味辛，性温，无毒。升也，阳也。其用有二：上行头角，助清阳之气止痛；下行血海，养新生之血调经。

黄连，味苦，性寒，无毒。沉也，阴也。其用有四：泻心火，消心下痞满之状⑤；主肠澼，除肠中混杂之红。治目疾暴发宜用，疗疮疡⑥首尾俱同。

黄芩，味苦平，性寒，无毒。可升可降，阴也。其用有四：中枯而飘者泻肺火，消痰利气；细实而坚者泻大肠

① 温：医要珠囊本作"微温"。
② 降也阴也：医要珠囊本作"升也，阴中之阳也"。《医学启源·药类法象》论木香"气味俱厚，沉而降，阴也"。《汤液本草·草部》论木香"气热，味辛苦，纯阳。味厚于气，阴中阳也。无毒"。
③ 二：底本、医方泰和堂本并作"三"，据医要珠囊本改。
④ 饮：底本、医方泰和堂本均脱，据医要珠囊本补。
⑤ 状：底本、医方泰和堂本并作"壮"，据医要珠囊本改。
⑥ 疮疡：底本、医方泰和堂本并作并作"肠"，据医要珠囊本改。

火，养阴退阳。中枯而飘者除风①湿，留热于肌表；细实而坚者滋化源，退热于膀胱。

大黄，味苦，性寒，无毒。其性沉而不浮，其用走而不守。夺土郁而无壅滞，定祸乱而致太平，名曰将军。

黄柏，味苦，性寒，无毒。沉也，阴也。其用有五：泻下焦隐伏之龙火②，安上焦虚哕之蚘虫③；脐下痛单制而能除，肾不足生用而能补；痿厥除湿药中④不可缺。

玄明粉，味辛甘酸，性微温，无毒。沉也，阴也。其用有二：去胃中之实热，荡肠中之宿垢。其效不可尽述，大抵用此以代盆硝也。

白术，味甘，性温，无毒。可升可降，阳也。其用有四：利水道，有除湿之功；强脾胃，有进食之效；佐黄芩，有安胎之能；君枳实，有消痞之妙也。

人参，味甘，性温，无毒。升也，阳也。其用有三：止渴生津液，和中益元气，肺寒则可服，肺热还伤肺。

黄芪，味甘，性温，无毒。升也，阳也。其用有四：温肉分而实腠理，益元气而补三焦；内托阴症之疮疡，外固表虚之盗汗。

甘草，味甘平，无毒。生之则寒，炙之则温。生则分身、梢而泻火，炙则健脾胃而和中。解百毒而有效，协诸

---

① 风：底本、医方泰和堂本并作"寒"，据医要珠囊本改。
② 龙火：一般指命火，因命火寓之于肾水中，犹如龙之藏于海，故名。
③ 蚘（huí 回）虫：医要珠囊本作"蚘虫"。蚘，同"蛔"。
④ 中：底本、医方泰和堂本均无，据医要珠囊本改。

药而无争。以其甘能缓急，故有国老之称。

半夏，味辛平①。生寒，熟温，有毒。降也，阳也。其用有四：除湿化痰涎，大和脾胃气；痰厥及②头疼，非此莫能治。

陈皮，味辛苦，性温，无毒。可升可降，阳中之阴也。其用有二：留白者③，补胃和中；去白者，消痰泄气。

青皮，味苦，性寒，无毒。沉也，阴也。其用有四：破滞气，愈低④而愈效；削坚积，愈下而愈良。引诸药至厥阴之分，下饮食入太阴之仓⑤。

枳壳，味苦酸，性微寒，无毒。沉也，阴也。其用有四：消心下痞塞之痰，泄腹中滞塞之气，推胃中隔宿之食，削腹内连年之积。

枳实，味苦酸，性微寒，无毒。沉也，阴也。其用有四：消胸中之虚痞，逐心下之停水，化日久之稠痰，削年深之坚积。

桔梗，味苦，性微寒⑥。有小毒，升也，阴中之阳也。其用有四：止咽痛，兼除鼻塞；利膈⑦气，仍治肺痈⑧。一

---

① 辛平：医要珠囊本作"苦辛"。
② 及：医要珠囊本作"仍"。
③ 者：原脱，据医要珠囊本补。
④ 低：底本、钱珠囊本并作"低"，医要珠囊本作"高"。
⑤ 太阴之仓：此指胃。
⑥ 性微寒：医要珠囊本、钱珠囊本作"微温"。
⑦ 膈：底本、医要珠囊本并作"隔"，据医方泰和堂本、钱珠囊本改。
⑧ 痈：医方泰和堂本作"热"。

为诸药之舟楫；一为肺部之引经。

知母，味苦，性寒，无毒。沉也，阴中之阴也。其用有四：泻无根之肾火；疗有汗之骨蒸；止虚劳之阳胜；滋化源之阴生。

藁本，味苦辛，性微温，无毒。升也，阴中之阳也。其用有二：大寒气客于巨阳之经，苦头痛流于巅顶之上，非此味不除。

生地黄，味甘苦，性寒，无毒。沉也，阴也。其用有四：凉心火之血热；泻脾土之湿热；止鼻中之衄热；除五心之烦热。

熟地黄，味甘苦，性温，无毒。沉也，阴也。其用有四：活血气，封填骨髓；滋肾水，补益真阴；伤寒后腰骨①最痛；新产后脐腹难禁。

五味子，味酸，性温，无毒。降也，阴也。其用有四：滋肾经不足之水；收肺气耗散之金；除烦热，生津止渴；补虚劳，益气强阴。

川乌，味辛，性热，有毒。浮也，阳中之阳也。其用有二：散诸风之寒邪；破诸积之冷痛。

白芍药，味酸平，性寒，有小毒。可升可降，阴②也。其用有四：扶阳气，大除腹痛；收阴气，陡健脾经；堕其胎，能逐其血；损其肝，能缓其中。

---

① 腰骨：医要珠囊本、钱珠囊本并作"胫股"。
② 阴：底本、钱珠囊本并作"阴"，医要珠囊本作"阳"。

白茯苓，味甘淡，性平①，无毒。降也，阳中之阴也。其用有六：利窍而除湿，益气而和中；小便多而能止，小便塞②而能通；心惊悸而能保，津液少而能生；白者入壬癸，赤者入丙丁③。

泽泻，味甘咸，性寒，无毒。降也，阳中之阴也。其用有四：去胞垢而生新水，退阴汗而止虚烦；主小便淋涩仙药，疗水病湿肿灵丹。

薄荷叶，味辛，性凉，无毒。升也，阳也。其用有二：清利六阳之会首④；祛除诸热之风邪。

麻黄，味苦甘，性温，无毒。升也，阴中之阳也。其用有二：其形中空，散寒邪而发表；其节中实⑤，止盗汗而固虚。

厚朴，味苦辛，性温，无毒。可升可降，阴中之阳

---

① 平：底本、钱珠囊本并作"温"，医要珠囊本作"平"。《神农本草经辑注·卷二》论茯苓"味甘，平，无毒"，故据医要珠囊本改。

② 小便塞：底本、钱珠囊本并作"大便结"，医要珠囊本作"小便塞"。《医学启源·下卷》论茯苓"治小便不通，溺黄或赤而不利……《主治秘要》云……其用有五：止泻一也，利小便二也，开腠理三也，除虚热四也，生津液五也"，故据医要珠囊本改。

③ 白者……入丙丁：十天干中，壬癸对应水，丙丁对应火。壬、癸分别对应膀胱、肾，丙、丁分别对应小肠、心。是以白茯苓长于治疗肾经病证，赤茯苓长于治疗心经病证。诚如《医学入门·卷之二 本草分类 治湿门》言："白茯苓甘平渗湿，消痰润肺伐肾邪，养心神又调脾脏，益气助血补虚家……赤茯苓…主破结血结气，泻小肠火，利小便，分水谷。阴虚者忌用，盖白补而赤泻也。"

④ 六阳之会首：指头面部，为手三阳、足三阳之气聚汇之所。

⑤ 实：底本、钱珠囊本并作"闭"，据医要珠囊本改。

也。其用有二；苦能下气，去实满而消腹胀；温能益气，除湿满，散结调中。

杏仁，味苦甘，性温，有毒。可升可降，阴中之阳也。其用有二：利胸中气逆①而喘促，润大肠气闭而便难②。

巴豆，味辛，性热，有大毒。浮也，阳中之阳也。其用有二：削坚积，荡脏腑之沉寒；通闭塞，利水谷之道路。斩关夺门之将，不可轻用。

黑附子，味辛，性热，有大毒。浮也，阳中之阳也。其性浮而不沉，其用走而不息。除③六腑之沉寒，补三阳之厥逆。

苍术，气味、主④治与白术同。补中除湿，力不及白；宽中发汗，功过于白。

秦艽，味苦辛平，性微温，无毒。可升可降，阴中之阳也。其用有二：除四肢风湿若懈，疗遍体黄疸如金。

白僵蚕，味咸⑤辛平，性微温，无毒。升也，阴中之阳也。其用有二：去皮肤风动如虫行，主面部䵟⑥生如漆点。

---

① 气逆：底本、钱珠囊本并作"逆气"。据医要珠囊本乙正。
② 便难：底本、钱珠囊本并作"难便"。据医要珠囊本乙正。
③ 除：原作"附"，据医要珠囊本改。
④ 气味主：医方泰和堂本作"味甘温"。
⑤ 咸：底本、胡药性本并作"酸"。据医要珠囊本、钱珠囊本改。
⑥ 䵟（gǎn 敢）：面黑，同"䵟"。

白豆蔻，味辛，性温，无毒。升也，阳也。其用有四：破肺中滞气，退目中云气，散胸中冷气，补上焦元气。

连翘，味苦平，性微寒，无毒。升也，阴也。其用有二：泻诸经之客热，散①诸肿之疮疡。

阿胶，味甘平，性微温，无毒。降也，阳也。其用有四：保肺，益金之气；止嗽，蠲咳之脓；补肺，安妊之胎；治痿，强骨之力。

桃仁，味苦甘平，性寒，无毒。降也，阴也。其用有二：润大肠血闭之便难，破大肠久蓄之血结。

生姜，味辛，性温，无毒。升也，阳也②。其用有四：制半夏，有解毒之功；佐大枣，有厚肠之益；温经，散表邪之风；益气，止翻胃之哕。

石膏，味辛甘，性③大寒，无毒。沉也，阴也。其用有二：制火邪，清肺气，仲景有白虎之名；除胃热，夺其④食，易老云：大寒之剂，不可轻用⑤。

桂，味辛，性热，有毒。浮也，阳中之阳也。气之薄者，桂枝也；气之厚者，肉桂也。气薄则发泄，桂枝上行

---

① 散：原作"泻"，据医要珠囊本、胡药性本、钱珠囊本改。

② 升也阳也：原作"降也，阴也"，医要珠囊本、钱珠囊本、胡药性本并作"升也，阳也。"《医学启源·下卷》论生姜"气味俱厚，清浮而生升，阳也"，故据医要珠囊本改。

③ 性：底本此后衍"温"，与石膏药性大寒不符，故据医要珠囊本删。

④ 其：底本、胡药性本、钱珠囊本并作"甘"，据医要珠囊本改。

⑤ 不可轻用：底本、胡药性本、钱珠囊本均无，据医要珠囊本补。

而发表；气厚则发热，肉桂下行而补肾。此天地亲上、亲下之道也。

地榆，味苦甘酸，性微寒，无毒。沉也，阴也。其用有二：主下部积热之血痢，止下焦不禁之月经。

细辛，味辛，性温，无毒。升也，阳也。其用有二：止少阴合病之首痛，散三阳数变之风邪。

栀子，味苦，性大寒，无毒。沉也，阴也。其用有三①：疗心中懊憹颠倒而不得眠，治脐下血滞小便而不得利。易老云：轻飘而象肺，色赤而象火。又能泻肺中之火。

葛根，味甘平，性寒，无毒。可升可降，阳中之阴也。其用有四：发伤寒之表邪，止胃虚之消渴，解中酒之奇毒，治往来之温疟。

栝楼根，味苦，性寒，无毒。沉也，阴也。其用有二：止渴退烦②热，补虚通月经。

猪苓，味淡甘平，性温，无毒。降也，阳中之阴也。其用有二：除湿肿，体用兼备；利小水③，气味俱长也。

干姜，生则味辛，炮则味苦。可升可降，阳也。其用有二：生则逐寒邪而发表，炮④则除胃冷而守中。

草龙胆，味苦，性寒，无毒。沉也，阴也。其用有

---

① 三：底本、胡药性本、钱珠囊本并作"三"，医要珠囊本作"二"。
② 烦：底本、胡药性本并作"寒"，据医要珠囊本、钱珠囊本改。
③ 小水：即小便。
④ 炮：原作"泡"，据医要珠囊本、医方泰和堂本改。

二：退肝经之邪热，除下焦之湿肿。

苏木，味甘咸平，性寒，无毒。可升可降，阴也。其用有二：破疮疡死血，非此无功；除产后败血，有此立验。

杜仲，味辛甘平，性温，无毒。降也，阳也。其用有二：强志，壮筋骨；滋肾，止腰痛。酥炙去其丝，功效如神应。

天门冬，味苦平，性大寒，无毒。升也，阴也。其用有二；保肺气不被热扰，定喘促陡得①康宁。

麦门冬，味甘平，性寒，无毒。降也，阳中之阴也。其用有四：退肺中隐伏之火，生肺中不足之金；止燥渴，阴得其养；补虚劳，热不能侵。

木通，味甘平，性寒，无毒。降也，阳中之阴也。其用有二：泻小肠火积而不散，利小便热闭而不通。泻小肠火，无他药可比；利小便闭，与琥珀同功。

地骨皮，味苦平，性寒，无毒。升也，阴也。其用有二：疗在表无定之风邪，主传尸②有汗之骨蒸。

桑白皮，味甘，性寒，无毒。可升可降，阳中之阴也。

---

① 得：原作"然"，据医要珠囊本、胡药性本、钱珠囊本改。

② 传尸：病名。《中藏经·传尸论》："传尸者，非一门相染而成也。人之血气衰弱，脏腑虚羸，中于鬼气，因感其邪，遂成其疾也。其候，或咳嗽不已，或胸膈妨闷，或肢体疼痛，或肌肤消瘦，或饮食不入，或吐利不定，或吐脓血……或偶会于园林。钟此病死之气，染而为疾，故曰传尸也。"该病或为现代之结核病。

其用有二：益元气不足而补中虚，泻肺气有余而止咳嗽。

甘菊花，味苦甘平，性微寒，无毒。可升可降，阴中之阳也。其用有二：散八风上注之头眩，止两目欲脱之泪出。

红花，味辛，性温，无毒。阳也，其用有四：逐腹中恶血，而补血虚之虚[1]；除产后败血，而止血晕之晕。

赤石脂，味甘酸，性温，无毒。降也，阳中之阴[2]也。其用有二：固肠胃，有收敛之能；下胎衣，无推荡之峻。

通草，味甘平，性微寒，无毒。降也，阳中之阴也。其用有二：阴窍涩[3]而不利，水肿闭而不行。涩闭两俱立验，因有通草之名。

乌梅，味酸平，性温，无毒，可升可降，阴也。其用有二：收肺气，除烦止渴；主泄痢，调胃和中。

川椒，味辛，大热，有毒。浮也，阳中之阳也。其用有二：用之于上，退两目之翳膜；用之于下，除六腑之沉寒。

葳蕤，味甘平，性温，无毒。降也[4]，阳中之阴也。其用有四：风淫四肢不用[5]，泪出两目皆烂，男子湿注腰疼，女子面注黑䵟，皆能疗治。

秦皮，味苦，性寒，无毒。沉也，阴也。其用有四：风寒邪合湿成痹，青白色幻翳遮睛；女子崩中带下，小儿

---

① 虚：底本、胡药性本、钱珠囊本并作"血"，据医要珠囊本改。
② 阴：底本、胡药性本、钱珠囊本并作"阴"，医要珠囊本作"阳"。
③ 涩：原作"塞"，据医要珠囊本改。
④ 降也：医要珠囊本其后有"升也"。
⑤ 用：医方泰和堂本作"川"，钱珠囊本作"和"。

风热痫惊。

白头翁，味苦，性温，无毒。可升可降，阴中之阳也。其用有四：敷男子阴疝偏肿，治小儿头秃羶①腥；鼻衄血无此不效，痢赤毒有此获功。

牡蛎，味咸平，性寒，无毒。可升可降，阴也。其用有四：男子梦寐遗精，女子赤白崩中，荣卫往来虚热，便滑大小肠同。

干漆，味辛平，性温，有毒。降也，阳中之阴也。其用有二：削年深坚结之沉积，破日久秘结之瘀血。

南星，味苦辛，性温，有毒。可升可降，阴中之阳也，其用有二：坠中风不省之痰毒，主破伤如尸之身强。

商陆，味酸辛平，性寒，有毒。降也，阳中之阴也。其味酸辛，其形类人。其用疗水，其效如神。

葶苈，味苦，性寒，无毒。沉也，阴中之阴也。其用有四：除遍身之浮肿，逐膀胱之留热，定肺气之喘促，疗积饮之痰厥。

海藻，味苦咸，性寒，无毒。沉也，阴中之阴也。其用有二：利水道，通闭结之便；泄水气，消遍身之肿。

竹叶，味苦辛平，性寒，无毒。可升可降，阳中之阴也。其用有二：除新旧风邪之烦热，止喘促气胜之上冲。

葱白，味辛性温，无毒。升也，阳也。其用有二：散

① 羶（shān 山）：同"膻"，牛羊之类气味，泛指臊气。

伤风阳明头痛之邪，止伤寒阳明下利之苦。

天麻，味辛平，性温，无毒。降也，阳也。其用有四：疗大人风热头眩，治小儿风痫惊悸，却诸风麻痹不仁，主瘫痪语言不遂。

大枣，味甘①，性温，无毒。降也，阳也。其用有二：助脉强神，大和脾胃。

威灵仙，味苦，性温，无毒。可升可降，阴中之阳也。其用有四：推腹中新旧之滞，消胸中痰涎②之癖，散苟③痒皮肤之风，利冷疼腰膝之气。

鼠粘子，味辛平，性微寒，无毒。降也，阳也。其用有四：主风湿瘾疹盈肌，退风热咽喉不利，散诸肿疮疡之毒，利凝滞腰膝之气。

草豆蔻，味辛，性温④，无毒。浮也，阳也。其用有二：去脾胃积滞之寒邪，止心腹新旧之疼痛。

玄胡索，味苦辛，性温，无毒。可升可降，阴中之阳也。其用有二：活精血，疗产后之疾；调月水，治胎前之证⑤。

---

① 甘：医要珠囊本、钱珠囊本其后有"平"。
② 涶（tuò 拓）：同"唾"。
③ 苟：原作"疴"，据医要珠囊本、胡药性本、钱珠囊本改。
④ 温：底本作"寒"，据医要珠囊本改。
⑤ 去脾胃……胎前之证：原脱，据医要珠囊本补。

卷之中

玉石部

药能治病，医乃传方。当明药品贵贱良毒之异，须尝气味酸咸苦辣辛甘。

切①以金银、珠玉之贵，白垩、石灰之贱，药性之良则丹砂、钟乳，气毒则信石、硇砂。至于五味，酸入肝，咸入②肾，苦入心，辛入肺，甘入脾，辣则有温凉寒热之异。

功力有缓急，性职有温凉。

且如朴硝之性急，若煎作芒硝，性乃缓慢矣。

本草之作，肇始炎皇。

肇，始也。炎皇，神农氏也。本草之为书，由神农尝百草，一日遇七十毒，始兴医药相救，谓之本草。

未言草木之品汇，且提玉石之纪纲。

仿《本草图经》，以玉石部为先，而草木之品次之。

金屑、玉屑、辰砂、石床，能驱邪而逼鬼祟，可定魄而制癫狂，止渴除烦，安镇灵台，明耳③目，补精益气，

---

① 切：同"窍"。
② 肝咸入：底本、胡药性本缺，据医方泰和堂本、钱珠囊本补。
③ 耳：胡药性本、钱珠囊本作"眼"。

依经炼服寿延长。

金屑，味辛平，有毒。处处有之，梁、益、宁州最多。出水砂中。得屑，谓之生金。若不炼，服之杀人。

玉屑，味甘平，无毒，生蓝田。

丹砂，一名朱砂，味甘，微寒，无毒。惟辰州者最胜，故谓之辰砂。生深山石崖间，穴地数十尺，始见其苗，乃白石耳，谓之朱砂床，即石床也。砂生石床上，亦有淘土石中得之，非生于石者。又按本草，石床自有本条，味甘温，无毒，谓钟乳水下凝积，生如笋状，渐长，久与上乳相接为柱，出钟乳堂中，谓之石床。人心谓之灵台。

金屑、玉屑、辰砂、石床，四品之性、主治相同，皆可依《图经》法炼，服食则延年。

生银屑镇惊安五脏，钟乳粉补虚而助阳。

银屑，味辛平，有毒。生银屑当取见①成银薄②，以水银销之如泥，合硝石及盐，研为粉，烧出水银，淘去盐、石，为粉，极细，用。

石钟乳，味甘温，无毒。道州者最佳，须炼服之，不然使人病淋。治咳嗽，行乳道，补髓添精，强阴③道，益肺家。宜慎用之。

---

① 见：同"现"。

② 薄：古同"箔"。

③ 阴：底本、胡药性本并作"阴"，钱珠囊本作"阳"。

代赭石能堕胎而可攻崩漏。伏龙肝治产难而吐血尤良。

代赭石用火煅醋淬七遍，研，水飞，味甘寒，无毒。出代州，其色赤，故名代赭石。养血气，强精辟邪。畏天雄、附子。

伏龙肝，灶中土也。味辛，微温，微毒，消痈肿，催生，下胞，止血崩。

云母补劳伤兼明目，水银除疥虷①与疮疡。

云母石，味甘平，无毒。安五脏，坚肌止痢。《局方》有法煎云母膏，专治痈疽恶毒疮。

水银即朱砂液，能消化金银使成泥。味辛寒，有毒。一名汞。畏磁石。难产可用催生。

治风喉，理鼻息，功全矾石。止漏下，破癥结，用禹余粮。

矾石，味酸寒，无毒。出晋州者佳。化痰止痢，攻阴蚀诸疮漏，煅过谓之枯矾，亦可生用。

禹余粮，用火煅、醋淬七次，捣细水飞。味甘寒平，无毒。出潞②州，形如鹅鸭卵，外有壳重叠者是，其中有黄细末如蒲黄者，谓之石中黄。

朴硝开积聚，化停痰，煎作芒硝功却缓。硝石止烦躁，除热毒，炼之须扫地边霜。

---

① 虷：胡药性本作"虫"，医方泰和堂本、钱珠囊本作"虱"。
② 潞：原作"露"，据胡药性本、钱珠囊本改。

朴硝，味苦辛，大寒，无毒，生益州。初采扫得，一煎而成，故曰朴消。再取朴硝，淋汁炼之，有细芒者谓之芒硝，专治伤寒。

硝石，味辛苦寒，无毒，即扫地霜淋汁炼成者。

打破瞳人①，得空青依然复②旧。胎宫乏孕，紫石英再弄之璋。

空青，味甘酸寒，无毒，生于有铜处，铜精气熏则生。今信州时有之。其腹中空、破之有浆者，绝难得。大者如鸡子，小者如豆子。治眼翳障为最要。又有曾青，同出处，色理亦无异，但其形累累，连珠相缀③，其中则不空，与空青功效不相上下。

紫石英，味辛温，无毒。专治女子风寒在子宫，绝孕十年无子，服之。白石英，治风湿痹，安魂魄，强阴道，黄、赤、黑色皆不入药。

热渴急求寒水石，壮阳须索石硫黄。

寒水石，一名凝水石。味甘寒，无毒。出汾州及邯郸，即盐之精也。治火烧、丹毒。能解巴豆毒。畏地榆。

硫黄，味酸温，大热，有毒，出广州。治疥虫䘌疮④，坚筋，疗老人风秘。

---

① 瞳人：瞳孔。也作"瞳仁"。
② 复：医方泰和堂本作"如"。
③ 连珠相缀：底本、胡药性本并作"色未相似"，据钱珠囊本改。
④ 䘌（nì 逆）疮：虫或虫食病。原作"蜃"，据钱珠囊本、胡药性本改。

肾脏既衰，煅磁石而强阳道。膀胱不利，炒食盐以熨脐旁。

磁石，味辛咸寒，无毒，有铁处则生，恶牡丹皮[1]，畏黄石脂，能吸铁。补益劳伤，兼治耳聋。

食盐，味咸温，无毒，解州者胜。治[2]霍乱癖痰，可用吐之。

水银飞炼成轻粉，杀诸疥癣，善治儿疳。石灰风化方为胜，不堪服食，可疗金疮。

轻粉即水银粉，味辛冷，无毒，畏磁石。忌一切血。

风化石灰，五月五日，采百草捣汁调煅过石灰末，作团阴干。专治金疮、刀斧伤处。不堪入药。

石膏发汗解肌，去风寒热。滑石除烦止渴，快利小肠。

石膏，味甘辛，大寒，无毒，与方解石相类。须用细理雪白者为真，治头痛，解肌发汗。黄色者服之使人淋。

滑石，味甘寒，无毒，用白色软嫩者佳，能益精除热，疗女人产难。

杀三虫，破癥结，胡粉一名为粉锡。敛金疮，淘眼暗，铜青铜绿竟无双[3]。

胡粉，一名粉锡，一名定粉，俗名光粉。即今化铅所

---

① 皮：底本、医方泰和堂本、胡药性本均无，据钱珠囊本补。
② 治：医方泰和堂本无。
③ 竟无双：医方泰和堂本作"无效"。

作妇人容面者。味辛寒，无毒。

铜青、铜绿，以醋沃铜上即生，乃铜之精华也。微有毒，不入药汤。

吐痔抵痔密陀僧，兼抹黗斑随手没。生肌止痛无名异，折伤可理并金伤。

密陀僧，即煅①银炉底也，味酸辛，有毒。

无名异，味甘平，无毒。金伤谓刀斧伤也。

硼砂攻喉痹，止嗽消痰真有理。胆矾除热毒，诸痫痰气尽消烊②。

硼砂，一名蓬砂，味苦辛暖，无毒。出南番者色重褐，其味和，其效速；出西戎者其色白，其味杂，其功缓，不堪入药，作金银鲜药用之。

胆矾，《图经》作石胆。味酸辛寒，有毒。信州有之。生于铜坑中，采得煎炼而成。消热毒，疗诸风瘫痪，可吐风痰。

伏火灵砂，辟鬼邪，安魂魄，明目镇心通血脉。藏泥白垩，除泄痢，破癥瘕，涩精止漏又为良。

灵砂，一名二气砂。用水银一两，硫黄六铢，研细，二味先同炒作青砂头，后入水③火既济炉中，抽之如束针纹者成就也。恶磁石。畏酸水。

---

① 煅：原作"假"，据医方泰和堂本改。
② 烊：底本、胡药性本均作"详"，据钱珠囊本改。
③ 水：原作"木"，据医方泰和堂本改。

白垩，即善①土，味苦辛温，无毒，处处有之。采无时。

石燕治淋催产难，黑铅安镇熨蛇创。

石燕，产零陵州。形似蚶，其实石也。性凉，无毒。女人产难，两手各握一枚，胎立出②。

黑铅，味甘，无毒，有银坑处皆有。粉锡、胡粉、光粉皆化铅所作。又铅白霜，以铅杂水银炼作片，置醋瓮中密封，经久成霜，谓之铅白霜，性极③冷也。创，伤也。

黄丹乃是熬铅作，生肌止痛。矾石特生非常热④，养就丹房。

黄丹，《图经》作铅丹，又名虢丹。用时炒令赤色，研细，味辛微温，无毒。止吐逆，发癫痫，敷金疮良。

矾石俗呼镇风石，味辛甘，大热，有毒。严寒置水中，令水不冰。性坚硬而拒火，烧之一日夜方解散。攻击积聚痼冷之病最良。须真者，必取鹤⑤巢中团卵而助暖气者方真。乃修真炼丹之药品。

血晕昏迷，法炼广生花蕊石。折伤排脓，火煅醋淬自然铜。

① 善：底本、医方泰和堂本并作"昼"，据钱珠囊本、胡药性本改。
② 出：原作"至"，据钱珠囊本、胡药性本改。
③ 性极：原作"急性"，医方泰和堂本、胡药性本作"性急"，据钱珠囊本改。
④ 热：原作"熟"，据医方泰和堂本改。
⑤ 鹤：底本、胡药性本作"鹤"，钱珠囊本作"鹳"。

花蕊石，出陕州阌乡①县，性至坚硬，保金疮止血。《局方》以硫黄合和花蕊石，如法炼成。专治产后血晕，去恶血。

自然铜，味辛平，无毒。出铜处有之。形方而大小不等，似铜实石也。不从矿炼，自然而生，故曰自然铜也。

硇砂能破癥瘕积聚。若还生用烂心肠。信石可吐膈内风痰，倘中其毒促人亡。

硇砂，味咸苦辛温，有毒。能消五金八石②，腐人肠胃。生服之，化人心为血。

信石，《图经》名砒霜。信州者佳，故名信石。味苦酸，有大毒。主诸疟、风痰在胸膈，可作吐药用。不宜多服，能伤人命。若误中硇砂、砒霜二毒，急宜冷水研绿豆汁饮之可解。

梁上尘消软疖，通喉噎，横生立产。井泉石性寒凉，攻火热，除翳神方。

梁上尘，一名乌龙尾。性微寒，无毒。凡使，须去烟火远、高堂、佛殿上者，拂下筛过用。

井泉石，性大寒，无毒，处处有之，以饶阳郡者为胜。得菊花、栀子最良。

匀㾦冷、止头疼，无遗太阴玄精石。安心志、制癫

① 阌（wén 文）乡：地名，约为河南省灵宝县。

② 五金八石：五金常指称金、银、铜、铁、锡，亦泛指各种金属。八石为古代道家炼丹所常用的朱砂、雄黄、雌黄、空青、云母、硫黄、戎盐、硝石八种石质原料。

狂，谁知铁粉刮①铁浆。

玄精石，出解州解县，今解池积盐仓中亦有之。其色青白、龟背者良。味咸温，无毒。

铁，味甘，无毒。取铁浸之，经久色青沫出，可染皂者为铁浆，治癫狂。铁柏作片段，置醋糟中，积久生②衣，刮取者为鄃铁粉③，安心志。

雄黄能杀虺④蛇毒，妊娠佩带，转生男子。炼之久服自身轻。要生女子，佩带雌黄。

雄黄、雌黄同山所生。山向阳处生雄黄，山阴有金处，金精熏则生雌黄。妇人觉有孕，以雄黄一两，绛囊盛带之，可转女为男；以雌黄半两，素袋盛之，可转男为女。雌黄炼服，久则轻身，可入仙家。

备金石之品味，治病得以推详。

草部上

观夫天生蒸民，地生百草，人生不无札瘥⑤之常，以致病于寿夭。草有治病之功，用何⑥花苗实脑。

蒸，众也。实，子。脑，根。

---

① 刮：钱珠囊本作"和"，胡药性本作"利"。
② 生：底本、医方泰和堂本、胡药性本均无，据钱珠囊本补。
③ 鄃（yìn 印）铁粉：即铁胤粉，或谓铁华粉。鄃，同"胤"。
④ 虺（huǐ 毁）：毒蛇。
⑤ 札瘥（cuó 痤）：因疫疠、疾病而死。大死曰札，小疫曰瘥。
⑥ 何：钱珠囊本作"别"。

菖蒲开心明耳目，去湿痹风寒。菊花消散湿痹风，主头眩痛搅。

菖蒲，一名昌阳。须用生石碛①上一寸九节者良。味辛温，无毒。

菊花，味苦甘平，无毒，主胸中烦热，明目聪耳。

治渴补虚安五脏，快觅人参。温中解毒性平和，无如国老。

人参，一曰人葠②，味甘，微寒、微温，无毒。反藜芦。

甘草，味甘平，无毒，主解百毒，为众药之王，故号国老。反大戟、芫花。

白术益脾止泻呕，若动气不宜。苍术平胃压山岚，用米泔浸炒。

白术，味甘辛，无毒。主风寒湿痹，益脾胃，补虚劳，消肿。伤寒有动气者不宜服。

苍术，用米泔浸一宿，换泔浸，炒干，去皮。味苦甘辛，无毒。治伤寒痹痛，除湿疟，可发散。

生地黄能行血，兼止吐衄折伤；熟地黄能补血，重治虚劳焦躁。

生地黄，大寒，亦治产后血攻心及女人经水闭绝。

---

① 碛（qì 弃）：沙石浅滩。
② 葠（shēn 身）：同"参"。

熟地黄净洗酒浸，蒸两三次，焙干。味甘[①]温，无毒。熟干则温补，生干则平宣。熟者止崩漏，安魂魄，治惊悸，补内伤。

天门冬镇心止吐血衄血，性冷而能补大虚。麦门冬解渴开结益心肠，劳热可除烦可保。

天门冬味甘平，大寒，无毒。悦人颜色。

麦门冬味甘平，微寒，无毒。二味并抽去心，焙干用。

地肤子、车前子，除热去风明耳目，能令膀胱水谷分。菟丝子、巴戟天，添精补髓主延年，除去腰疾[②]诚有效。

地肤子，即落帚[③]子，味苦寒，无毒。

车前子，味甘咸寒，无毒。能滑胎，止泻利。

菟丝子，味辛平，无毒。水洗，澄去沙土，酒浸一宿，蒸过，乘热杵成膏，焙干再入药，方可研成末。

巴戟天须用连珠者，去心酒洗焙干。味辛甘，微温，无毒，除风强力强筋，治梦与鬼交。

牛膝补虚挛膝痛，月经若闭亦能通。柴胡去热治劳伤，主疗伤寒功力到。

牛膝为君，味苦酸，无毒。

---

① 甘：原作"以"，据医方泰和堂本、胡药性本、钱珠囊本改。
② 疾：胡药性本、钱珠囊本作"疼"。
③ 帚（zhǒu 肘）：古同"帚"。

柴胡味苦平，性微寒，无毒。治湿痹拘挛可用，煎汤浴之。下气消痰止嗽伤寒为要药。

草决明泻肝热，明目祛风，兼治鼻洪①。草龙胆益肝虚，惊惕无忧，疳虫可扫。

草决明味咸苦甘，平，微寒，无毒。

草龙胆味苦寒，无毒。益肝明目，最治疳。

菴䕡子性苦寒，风寒湿痹、水气皆宽。茵陈蒿性苦冷，时气发黄、淋难可导。

菴䕡子，处处有之，味苦，微寒，无毒。久服轻身明目。

茵陈蒿，味苦平，微寒，无毒。治淋难、小便秘涩不通。

远志叶名小草，堪收梦里遗精。黄精俗字山姜，久服延年不老。

远志用去骨，以甘草汤浸煮炒干。味苦温，无毒。苗名小草，一似麻黄，但无节。能令生智惠②，定心惊。

黄精俗名山姜，味甘平，无毒，然与钩吻相似。但一善一恶，要仔细辨认，切勿误用。钩吻则伤人至死，谓之钩吻。

北五味补虚下气，止嗽强筋。南木香止痢健脾，气疼是宝。

---

① 鼻洪：鼻衄之甚大者。钱珠囊本作"鼻渊"。
② 惠：古同"慧"。

五味子，味酸甘咸苦辛，故名五味。性温，无毒。止渴，消酒毒。

木香形如枯骨者佳，不见火。味辛温，无毒。去膀胱冷气，除癥瘕，止泻痢。

金疮止血，王不留行是名剪金花。风疹赤丹，本草景天即是慎火草。

王不留行，味苦①平，无毒。可催生产，利月经。

景天，味苦酸平，无毒。主劳烦、大热疮。女人漏下，用花良。

络石治痈疮，消热毒，苗似龙鳞。川芎医头痛，主筋挛，形如雀脑。

络石，为君，即石鳞，又名龙鳞薜荔。味苦温，微寒，无毒。畏贝母、菖蒲。

川芎，一名芎䓖，明目，疮家止痛。味辛温，无毒。蘼芜即其苗。白芷为之使。

金钗石斛，解使元阳壮，腰疼膝痛并皆驱。鬼脸升麻，能教百毒消，疹痘斑疮宁可较。

石斛草，味甘平，无毒。入肾壮阳，平胃气。

升麻，味苦平，微寒，无毒。能解一切毒，除热去风，为伤寒时气之要也。

烟尘续断，安胎产，疗金疮，逮不可迟。染绛茜根，

---

① 苦：医方泰和堂本作"甘"。

理风寒，止吐血，须宜乎早。

续断，味苦辛，微温，无毒。最能接骨，因名续断。

茜根，一作蒨①，即今染绛茜草根也。味苦，微寒。解中蛊毒。

虺床、蛇床同一种，治风湿痒及阴②疮。羌活、独活本来同，头痛筋挛风气挠。

虺床即蛇床，味苦辛甘平，无毒。

羌活、独活本同类，但紫色而节密者为羌活，黄色而作块者为独活。味苦甘平，微温，无毒。

细辛薯蓣，能温中下气，仍主脑腰疼。薏苡葳蕤，治痹弱筋挛，并风湿之掉③。

细辛，味辛④温，无毒，主拘挛风痹，明目破癥，治妇人血闭。

薯蓣俗名山药，味甘温平，无毒，补心气不足，镇心神。

薏苡仁，味甘寒，无毒，主肺气肺痈。

葳蕤，叶似黄精，味甘平，无毒，切勿误用钩吻，则伤人。

---

① 蒨：同"茜"。
② 阴：底本、医方泰和堂本作"金"，钱珠囊本、胡药性本作"阴"。《神农本草经辑注·上品》论蛇床子"主妇人阴中肿痛，男子阴痿，湿痒，除痹气，利关节，癫痫，恶疮。久服轻身"，故从钱珠囊本、胡药性本改。
③ 掉：钱珠囊本、胡药性本作"悼"。
④ 辛：医方泰和堂本作"苦"。

止渴①补虚收盗汗，黄芪奏不小之功。消痈散肿有高能，忍冬是至贱之草。

黄芪，味甘微温，无毒，主虚劳，强筋，治耳聋，止痛排脓。

忍冬草，即鹭鸶藤②，又名金银花。其蔓左缠，亦名左缠藤。味甘温，无毒，今处处有。

泽泻会除诸般泻，弭渴疏淋。防风主治一切风，仍蠲脑痛③。

泽泻，味甘咸寒，无毒，止泄精，逐膀胱水，多服令人眼病。

防风，味甘辛温，无毒，能解附子毒，明目，止汗，疗崩。

蒺藜阴痛煎汤，头痛煎酒。蒲黄行血用生，止血用炒。

蒺藜，味苦辛温，微寒，无毒。破血催生。若风疮、阴疮，煎汤作浴。头痛煎酒服。

蒲黄，味甘平，无毒。生则味滑，炒熟则味涩。

苁蓉扶女子阴绝，兴男子阳绝，补阴养肾，生自马精。黄连理丈夫诸热，劫小儿疳热，止痢厚肠，贵称鹰爪。

---

① 渴：医方泰和堂本作"泻"。
② 鹭鸶藤：底本不清，医方泰和堂本作"鹭惊藤"，钱珠囊本、胡药性本、医方经纶堂本作"鹭鸶藤"，从钱珠囊本等补。
③ 脑痛：医方泰和堂本作"头疼"，钱珠囊本作"痛脑"。

肉苁蓉，味甘酸咸，微温，无毒。言是马精落地所生，生时似肉，作羹补虚最佳。

黄连，味苦寒，无毒。点眼可除热，更治消中①、口疮良。

漏芦行乳汁，消瘰疬肠风。丹参补胎气，利月经可喜②。

漏芦，味苦咸寒，无毒，医疮疬，疗眼，理损伤，续筋骨。

丹参，味苦微寒，无毒，除积聚，破癥瘕，益气去烦满。一名赤参。

更分佐使君臣，是曰神圣③功巧。

望而知之谓神，闻而知之谓圣，问而知之谓功，切而知之谓巧。察而知之，是谓医家之四知④也。

草部中

抑又闻芍药苦平，赤者破血通经，而白者可安胎止痛。辛姜大热，生则呕家圣药，而干者除霍乱心痛。

芍药，为臣，味苦酸平，微寒，有小毒。恶石斛、芒硝，畏硝石，反藜芦。芍有赤、白二种，白者补虚止汗，赤者除热明目。

① 消中：即中消，为糖尿病的一种。
② 可喜：钱珠囊本、胡药性本作"可吉"。
③ 神圣：原作"圣神"，据医方泰和堂本、钱珠囊本、胡药性本乙正。
④ 知：底本、医方泰和堂本作"时"，据钱珠囊本、胡药性本改。

姜，为使。有生用，有干用。干者味辛温，大热，无毒，温中止血，逐痹风湿；生者味辛，微温，无毒。处处有之。用热即去皮，用冷即留皮。发散伤寒，下气，呕家最为圣药。

葛根止渴解酲①，发散伤寒消热毒。瞿麦开通关格②，宣癃堕子更催生。

葛根，味甘寒，无毒。

瞿麦，只用实、壳，不用茎、叶，味苦寒，无毒。

栝楼曰天瓜，实治乳痈，根可止渴。苍耳即菜③耳。子能明目，叶解风缠。

栝楼根名天花粉。味苦寒，无毒，即瓜蒌。

苍耳，味甘温，有小毒。今处处有之，主挛痹湿风寒。

玄参攻喉④痛，苦参攻肠风，并可消痹破癥结。贝母人面疮，知母润心肺，皆能止嗽理伤寒。

玄参即山麻，苦咸，微寒，无毒。今处处有之，除风热，明眼目。

苦参，味苦寒，无毒。杀疳虫，治疮毒。

---

① 酲（chéng 成）：酒后神志不清，有如患病。底本、医方泰和堂本、胡药性本均作"醒"，据钱珠囊本改。

② 关格：中医病症。《诸病源候论·大便病诸候关格大小便不通候》："关格者，大小便不通也。大便不通，谓之内关；小便不通，谓之外格；二便俱不通，为关格也……阴阳俱盛，不得相荣，曰关格。"

③ 菜（xǐ 喜）耳：或作枲耳。

④ 喉：医方泰和堂本作"头"。

贝母，味辛苦，平，微寒，无毒。专治脚上^①生人面疮^②。

知母，味苦寒，无毒，除热止渴。

白薇本消淋露，更治风狂，并除温疟。白芷能除血崩，专攻头痛，排脓疮边。

白薇，味苦咸，平，大寒，无毒，如葱管者佳。

白芷，味辛温，无毒。专治蛇咬，白芷末掺咬处，或捣白芷汁浸伤处。

当归主补血虚劳，止血用头，破血用尾。麻黄发散攻头痛，发汗用茎，止汗用根。

当归酒浸焙，味苦辛温，无毒。

麻黄，味苦温，无毒。

大蓟功同小蓟，治痈肿血崩吐衄。小青不如大青，疗伤寒热毒时行。

大蓟、小蓟，味甘温，今处处有之。

大青、小青，味苦大寒，无毒，处处有之，古方只用大青。

京三棱、蓬莪术，破血消癥，宁心脾腹疼。白豆蔻、荜澄茄，温脾健胃，能消食宽膨。

三棱，味苦平，无毒。

---

① 脚上：医方泰和堂本作"脚膝"，胡药性本作"脚止"。
② 生人面疮：底本不清，据医方泰和堂本补。

莪术又曰莪茂①，味苦平，温，无毒。

郁金胜似姜黄，行经下气。川芎贵乎藁本，头痛皆痊。

郁金，须用蜀中如蝉肚者佳，味苦辛寒，无毒。

姜黄，说在下文。

川芎，解见"草部上·芎䓖"下。

藁本，俗曰土芎，味辛，微温、寒②，无毒。主风入四肢，畏青葙子。

前胡、柴胡，功无优劣，通医热病，主疗伤寒。

前胡，味苦，微寒，无毒，下气消痰，推陈致新，安胎止嗽。

柴胡，见本草上部。

姜黄烈似郁金功，下气消痈，通经破血。荜茇味如良姜辣，转筋霍乱，心疼连巅。巅即头顶也③。

姜黄处处有之，味辛苦，大寒，无毒。

郁金，解见前。

荜茇，味辛，大温，无毒，温中下气。

高良姜，味辛温，大热，无毒。

剪草入疥疮之气，王瓜导乳汁之泉。

剪草，味苦平，无毒。婺州产者最良。根名白药，治

---

① 莪茂（shù 述）：即莪术。
② 寒：《医方》泰和堂本无"寒"。
③ 巅即头顶也：底本不清，据医门三让堂本补。

金疮。古方以剪草末蜜和，九蒸九晒成膏。可医一切失血。

王瓜一名落鸦瓜，一名土瓜。结子如弹丸，生青，熟赤色，可啖。闽人俗谓之毛桃。其根止渴，散痈，除疸，消癥，下血。

通草原来即木通，治淋退疸。蠡实一名马蔺子，去湿医崩。

通草，味辛甘平，无毒。除寒热，出音声，治耳聋。

马蔺子，味甘平温，无毒。去风寒湿痹，除胃热喉痹。

百合宁心，可除咳痰有血。秦艽治疸，时行劳热犹能。

百合，味甘平，无毒。除热咳，攻发背疮痈，消胀，利大小便。

秦艽，味苦平，微温，无毒。消浮肿，利小便。

黄芩解热通淋，女子崩因热者。紫菀化痰定喘，嗽而唾有红涎。

黄芩，味苦平，大寒①，无毒。主治黄疸，止痢。女子血崩，本性热者良，虚寒者不可用。

紫菀草，味苦辛温，无毒。补虚止渴，安五脏，通结气滞胸中。红涎，痰中有血脉也。

---

① 寒：原作"黄"，据医方泰和堂本、钱珠囊本、胡药性本改。

泽兰行损伤之血，紫草制痘疹之偏。

泽兰，味苦甘，微温，无毒，消四肢浮，攻痈肿，排脓。

紫草，味苦寒，无毒，通九窍，退肿通淋。

石韦透膀胱小便，防己治风热拘挛。

石韦，味苦甘平，无毒，去热除邪。用，刷去毛，不然令人咳嗽不已。

防己①，味辛苦平温，无毒，治水肿风肿，退产止嗽。

肉豆蔻补脾止痢，犹调冷泻。款冬花洗肝明目，劳嗽宜遵。

肉豆蔻，用面裹炮熟。味辛温，无毒。解酒消食调中，兼治霍乱。

款冬花，味辛甘温，无毒，定喘消痰。

淫羊藿即仙灵脾，补肾虚，兴阳绝不起。补骨脂名破故纸，扶肾冷，绝梦泄精残。

淫羊藿，味辛寒，无毒，主治冷风劳气。

补骨脂，味辛大温，无毒，主血气劳伤。

禁惊热、杀疳虫，芦荟俗呼为象胆。解风缠，宣痘毒，牛蒡原来号鼠粘。

芦荟，味苦寒，无毒。以其味苦名象胆。主癫痫痔疮。

---

① 己：原作"杞"，据医方泰和堂本改。

牛蒡名恶实，又名鼠①粘。明目，消疮毒、手足拘挛。味辛平，处处有之。

海藻海带一般，疝气瘿瘤同有效。水萍虽分三种，热风瘾疹并权衡。

海藻，洗去咸味，焙干用。味苦咸寒，无毒。

水萍有三种，止渴，治火疮，通小便，消水气。味辛咸寒，无毒。

艾叶可生可熟，漏血安胎，呕吐衄血还可止。阿魏有真有假，杀虫破积，传尸亦可保天年。

艾叶，处处有之，味苦温，无毒。生者治下痢，止呕血，取汁用之。熟者治漏血，可为丸。灸百病。

阿魏，味辛平，无毒。难得真者。气极臭而能止臭气。

败酱妇人产后用，酸酱催产易为生。

败酱，味苦咸平，无毒。因作败腐豆浆气，故名败酱。陈良甫作《妇人良方》，说是苦荬菜②。仲景方治

---

① 鼠：原作"黍"，医方泰和堂本、钱珠囊本、胡药性本作"鼠"。《中华本草·第二十一卷 菊科》牛蒡子"释名"项中："《本草图经》云'外壳如栗梂，小而多刺，鼠过之则缀惹不可脱，故谓之鼠粘子，亦如羊负来之比。'音讹为黍粘子。"故从医方泰和堂本等改。

② 陈良甫……苦荬菜：陈良甫《妇人大全良方·辨识修治药物法度》言"败酱即今之苦荬也"。不过，《医学入门·本草分类 治疮门》亦载有"陈良甫云：即苦荬菜，最益妇人"。

腹痛①。

酸酱，味酸寒平，无毒。今处处有之，即酸酱草也。主热除烦，通淋止崩，产难胎不下者若吞其实即生。

茴香治霍乱转筋，更通肾气。昆布消瘿瘤结硬，水肿为先。

茴香，一名怀香子。味辛平，无毒。开胃调中，得酒良。

昆布，味咸酸，性冷寒，无毒。与海藻同科，治瘿瘤。

百部除肺热、久年劳嗽；天麻逐诸风、湿痹拘挛。

百部，味苦微寒，无毒。治疥癣，去风。

天麻，味辛平，无毒。益气强筋。苗名赤箭。

牡丹可行经下血，地榆止血痢宜然。

牡丹，味辛苦寒，无毒。止痛除邪气，疗惊痫、中风，续筋补骨，破痈脓。

地榆，味苦甘酸，微寒，无毒。恶麦门冬。止痛排脓，治金疮、女人带下良。

香附、缩砂消食化气，暖胃温脾，皆妇人要药。狗脊、草薢扶老补虚，腰疼脚疼，与湿痹牵缠。

香附子，即莎草根。味甘微寒，无毒。处处有之。

缩砂，去皮取仁用。味辛温，无毒。止泻痢。炒过，

① 腹痛：《金匮要略·疮痈肠痈浸淫病脉证并治》载有薏苡附子败酱散，治肠痈之为病。

除妊妇腹痛。

狗脊，味苦甘平，微温，无毒。

萆薢，须用川者，味苦甘平，无毒。

红花本能行血，白鲜皮疮疥利便。

红花，本草作红蓝花，味辛温，无毒。主产后血晕昏迷。可作胭脂。治小儿聤①耳。

白鲜皮，味苦咸寒，无毒。除疸，通淋，主风瘫手足不举、女人经水不通及除痛。

风寒湿痹，肾冷与遗精，当知石龙芮。劳热骨蒸，兼儿疳惊痫，须用胡黄连。

石龙芮，味苦平，无毒。畏蛇蜕、茱萸②。平胃气，主关节不通。

胡黄连，味苦平，无毒。折断起烟尘者是。

白茅花能止吐衄血③，玄胡索可治腹心④疼。

白茅根，味甘寒，无毒，处处有之。通血，除烦渴，治淋，利⑤小便；花，止吐、衄血；茅针，捣敷金疮良。

玄胡索，味辛温，无毒，治女人月水不下，行肾气。

甘松青浴体令香，专辟恶气。使君子乃医虫药，疳泻

① 聤（tíng 停）：耳病。
② 茱萸：《神农本草经辑注·中品》石龙芮条提及："大戟为之使，畏蛇蜕皮、吴茱萸。"
③ 血：底本、医方泰和堂本均无，据钱珠囊本、胡药性本、医门三让堂本补。
④ 腹心：医方泰和堂本作"心腹"。
⑤ 利：原作"漓"，据钱珠囊本、胡药性本改。

如仙。

　　甘松，味甘温，无毒。又香，善除恶气，浴体香肌，治心腹痛。

　　使君子，用热灰中和壳炮去①皮壳，取肉用。味甘温，无毒。消疳积，消浊泻痢。诸②虫总能除却③。因郭使君用此，故名。

　　斯乃称为中品，是药性钩玄。

卷之下

草部①下

因知性甘大热，附子乌雄可回阳而逐冷，祛风湿而建中。

附子，团圆平坐、重②一两以上者佳。主心腹冷痛，攻咳逆，破癥结，堕胎，止痢，除风寒湿痹，强阴道。

乌头，与附子同种，以原种之母为乌头。破积，除寒湿及中风邪、恶风，堕胎，攻腹痛，消积饮。

天雄似③附子但广，身长三四寸许，有须，性烈一如乌、附。逐痹，除风，助阳。

附子、乌、雄，味并辛甘大热，有毒。出建平④，故名三建。

半夏止吐去痰，有毒必须姜制。大黄通肠涤热，快骏因号将军。

半夏，味辛平，生微寒，熟温，并有毒。五月夏至

---

① 部：底本其后有"类"，据医方泰和堂本删。

② 重：原无，据钱珠囊本、胡药性本补。

③ 似：原作"以"，据医方泰和堂本、钱珠囊本、胡药性本改。

④ 建平：底本、医方泰和堂本、钱珠囊本、胡药性本并作"三建"。《本草经集注·草木下品》中"天雄"条：此与乌头、附子三种，本并出建平，谓为三建。据此而改。

生，故名半夏。健脾止呕，去痰涎。熟令人下，生令人吐。须用，合生姜和煎，方制其毒。

大黄，味苦寒，无毒。黄芩为之使，无所畏。宣气消痈，除结热，通瘀血，荡燥屎，推旧致新，性至快。

木贼、青葙开眼翳，羊蹄、鹤虱杀三虫。

木贼，味甘微苦，无毒。攻积块、肠风下血，止女人赤白带下。

青葙子，味苦，微寒，无毒。即白鸡冠花子。主皮肤热，泻肝热，去风，除瘑痒，杀虫。

羊蹄，俗呼为秃菜根。味苦寒，无毒。攻疥癣，治女人阴蚀疮，疗痔杀虫。

鹤虱，味苦平，有毒，即坎扻①草。主蛔虫咬、心痛。

与甘草相刑，甘遂能消肿破癥，大戟通利水道，兼除虫毒。与乌头相反，白蔹治肠风痈肿，白及破痈疽，并合跟辄。

甘遂、大戟，味并苦甘寒，有毒。治病之功，不相上下，故并反甘草。

白蔹、白及，味并苦辛甘平，无毒。同反乌头，疗疾大同小异。

风攻皮肤羊踯躅，热止咳嗽马兜铃。

羊踯躅，味辛，有毒。羊误食其苗叶，则踯躅而死，

---

① 坎扻：底本、医方泰和堂本、胡药性本作"坎扻"，钱珠囊本作"火扻"，医方经纶堂本作"炊坎"。各本不一。扻（xiān 先），同"锨"。

故名之。消虫毒，攻诸痹、贼风。

马兜铃，味苦寒，无毒。治肺热咳嗽喘促，兼瘘疮、血痔。其根名土木香，又曰青木香。结子如铃状，故名。

刘寄奴破血行经，金疮最妙。续随消癥荡滞，虫毒尤攻。

刘寄奴，味苦温，治汤火伤及金疮最妙。因刘裕小名寄奴，取此草以疗金疮，得刘裕名寄奴。

续随子，即联步。味辛温，有毒。最治蛇伤。

祛风逐痰白附子，刮磨肠垢白头翁。

白附子，味甘平温，无毒，能行药势，主心疼腹痛。

白头翁，处处有之，谓之老公须。根有白茸，故名之。仲景以此专治温疟，又治金疮、衄血。

何首乌久服延年，可消疮肿。骨碎补折伤克效，及耳鸣聋。

首乌，味苦涩，微温，无毒。昔有老人姓何，见藤夜交，遂采根食之，白发变黑，因此名之。

骨碎补①，味温，苦，无毒。一名猴孙姜。根生绿树上，能补骨碎折伤，因名之。

泻肺消痰、下水去浮葶苈子；通经散肿、开喉明目射干功。

葶苈子，味辛苦寒，无毒。处处有之，生道旁。有

---

① 补：原作"骨"，据医方泰和堂本改。

甜、苦二种。

射干，味苦平，微温，无毒。一名乌扇，俗曰仙人掌。

恒山①吐涎截疟，莨菪止搐拦风。莨菪，音浪荡。

恒山，味苦辛，有毒。形如鸡骨者良。苗名蜀漆。

莨菪子，处处有之，味苦辛，有毒。一名天仙子。虽云有毒，得甘草、升麻即解。

连翘除心热，破瘿瘤，堪行月水。桔梗泻肺痈，清喉痛，止嗽宽胸。

连翘，味苦平，无毒。分大、小二种。利小便，专治痈疽、发背。

桔梗，味辛苦，微温，有小毒。又有一种名苦梗，药性相同。

海金沙用日中收，攻伤寒热病。谷精草从田中采，破翳膜遮睛②。

海金沙，俗名竹园荽，处处有之。收金法：以纸衬之，日中晒，以杖击之，其枝叶自然有砂落纸上，旋收之。专利小便。得蓬砂、栀子、马牙硝③最良。

谷精草，一名鼓槌草，又曰戴星草。生田中，味辛

① 恒山：钱珠囊本、胡药性本均作"常山"。
② 睛：原作"精"，据钱珠囊本改。
③ 马牙硝：即芒硝，《本草纲目·石部》提到芒消："煎炼入盆，凝结。粗朴者为朴消，在上有芒者为芒消，有牙者为马牙消"，"朴消即是芒消、马牙消，一物有精粗之异尔"。

温，无毒。治咽喉痹，止齿痛。

紫河车即蚤休，痈疮至圣；商陆根名樟柳，退肿之宗。

紫河车，名金线重楼。味苦微寒，无毒，主治癫痫惊热。

商陆，味辛酸平，有毒。种分赤、白。白者消水肿，根如人形者有神。赤者不入药①。

藜芦为疮疥之药，贯众杀寸白诸虫。

藜芦，味辛苦寒，有②毒，俗名山楤③。反细辛、芍药。可吐风痰，不入药汤。专主疥虫疮疬。

贯众，味苦微寒，有毒。治金疮，破癥结，止鼻红。

草蒿一本作青蒿，灭骨蒸劳热。旋覆花草名金沸，钝痰嗽之锋。

草蒿，味苦寒，无毒。处处有之。根、苗、子、叶皆

① 赤者不入药：《新修本草·草部下品》：（谨案）此有赤白二种，白者入药，用赤者见鬼神，甚有毒，但贴肿外用，若服之伤人，乃至痢血不已而死也。《中华本草·商陆科》认为："按商陆之茎、枝、花色等确有赤、白之分，花色通常初白而后红，但在植物分类上均属同种，现时入药亦不分红、白，其根均同作商陆应用。"

② 有：医方泰和堂本、医方经纶堂本、医门三让堂本并作"无"。

③ 楤（zōng 宗）：底本不清，医方泰和堂本、医方经纶堂本作"豆"，钱珠囊本作"稷"，医门三让堂本、胡药性本作"楤"。楤，同"棕"。《本草图经·草部下品》云藜芦：叶青，似初出棕心，又似车前。茎似葱白，青紫色，高五六寸，上有黑皮裹茎，似棕皮。故据医门三让堂本、胡药性本补。

入药，各自使用。用子勿用叶，用根勿用苗①，四者若同用，则成病。得童子小便浸之用，良。亦可煎水洗疮，除疥虱②。

旋覆花，味咸甘温，微冷，利痰，有小毒。通膀胱水，去风湿，止呕。

蓖麻子善主催生，捣膏敷脚板。威灵仙能消骨骾③，熬汁灌喉咙。

蓖麻子，味甘辛，有小毒。疮痒：研，榨油，搽敷。水癥④：研服良。

威灵仙，味苦温，无毒。主宣气去冷，消痰，疗折伤，治诸风。

马鞭草能通月水不行，破癥瘕之癖。胡芦巴⑤好补元阳肾冷，蠲疝气之瘹。

马鞭草，味甘苦寒，有小毒。其草穗类鞭梢，因名之。俗谓之铁扫帚，治湿慝⑥阴疮。

---

① 用根勿用苗：底本作"用根勿用根"，医方经纶堂本、医门三让堂本、钱珠囊本作"用根勿用苗"，胡药性本作"用枝勿用根"，医方泰和堂本作"用根勿用首"。《本草图经·草部下品》云：凡使子勿使叶，使根勿使茎，四者若同，反以成疾。故据钱珠囊本等改。

② 虱：底本、钱珠囊本作"虱"，医方泰和堂本、医方经纶堂本、医门三让堂本、胡药性本均作"風"。

③ 骾（gěng 哽）：同"鲠"，鱼骨、鱼刺。

④ 水癥：常由经络痞涩，水气停聚在于腹内，大、小肠不利所致也。其病腹内有结块在两胁间，膨胀痞满，遍身虚肿。

⑤ 巴：原无，据钱珠囊本、胡药性本补。

⑥ 湿慝（tè 特）：钱珠囊本作"温蜇"。慝，瘴气蛊毒。

胡芦巴，得茴香、桃仁同用，逐膀胱疝气；得硫黄、附子同用，专补肾经。

萱草治淋，孕带其花生男子。灯心去尿，烧灰善止夜啼童。

萱草，一名鹿葱，味甘性凉而无毒。处处有之。孕妇佩带其花，即生男子，因名宜男草。

灯心，处处有之。破伤处捣敷最良。

山豆根疗咽病头疮五痔①，金星草②治丹毒发背诸痈。

山豆根，味甘寒，无毒。消肿毒，治热咳。

金星草，至冬时则背有黄星点成行，味苦寒，无毒。解硫黄毒。

狼毒驱九种心痛，豨莶扫除风湿痹。

狼毒，味辛平，有大毒。陆而沉水者良③。主咳逆，治虫毒、虫疽、瘰疬。

---

① 五痔：病名，肛门痔五种类型之合称。《诸病源候论·痔病诸候》论：诸痔者，谓牡痔、牝痔、脉痔、肠痔、血痔也。《三因极一病证方论·五痔证治》论五痔：方书分出五种，曰牡，曰牝，曰脉，曰肠，曰气。

② 金星草：底本、医方泰和堂本均作"金沸草"，钱珠囊本、胡药性本作"金星草"。《嘉祐本草·草部下品》云："金星草，味苦，寒，无毒。主痈疽疮毒，大解硫黄及丹石毒，发背痈肿结核……此草惟单生一叶，色青，长一、二尺。至冬大寒，叶背生黄星点子，两行相对如金色，因得金星之名。"故据钱珠囊本、胡药性本改。

③ 陆而沉水者良：《名医别录·下品》论狼毒云"陈而沉水者良"，存疑。

豨莶，即火枕①草，味苦寒，有小毒。形②似鹤虱。昔有知州张咏尝经进此方治诸风。

夏枯草最治头疮，瘰疬瘿瘤同可觅。天南星专能下气，风痰脑痛止怔忡。

夏枯草，至夏即枯，故名之。味辛寒，无毒。

天南星，处处有之。味苦辛，有毒。散血，堕胎，消痈肿。

退肿消风，牵牛子第一。诸风解毒，山慈菰最良。

牵牛子，用炒过，味苦寒，有毒。处处有之。下气通肠，利大小便，堕胎，专治腰疼脚痛。

山慈菰名鬼灯花③，一名金灯花。疮肿、痈疽、瘰疬消毒良。

仙茅伸风者之脚挛，补虚坚骨。苎根凉小儿之丹毒，安护胎宫。

仙茅，味辛温，无毒。治虚劳，逐冷气，益阳坚骨，生长精神。

苎根补血安胎，止渴，兼治小儿丹毒。

① 枕：底本、医方泰和堂本、胡药性本作"炊"，钱珠囊本、医门三让堂本作"枕"。《本草纲目·草部》论豨莶："猪膏、虎膏、狗膏，皆因其气，以及治虎狗伤也。火枕当作虎莶，俗音讹尔，近人复讹豨莶为希仙矣。"故从钱珠囊本等改。

② 形：医方泰和堂本、医门三让堂本、胡药性本均作"颇"。

③ 花：底本、胡药性本作"檠"，据钱珠囊本、医方泰和堂本、医方经纶堂本、医门三让堂本改。

茵芋理寒热似疟，屋游断齿衄之纵①。

茵芋，味苦温，有毒。止心腹痛，通关节，主风寒湿痹。

屋游，即瓦上青苔，味苦寒，无毒。逐膀胱水，止皮肤寒热。

木部类

岂不以劳伤须肉桂，敛汗用桂枝，俱可行经破癖。炒过免堕胎儿。

桂，味甘辛，大热，有小毒。得人参、熟地黄、紫石英良。畏生葱。

五痔肠风称槐角，疮疡杀疥羡松脂②。

槐角实，味酸咸寒，无毒。今处处有之。除热气，主火烧疮。皮，灌漱风疳齿。

松脂，味苦甘温，无毒。处处有之。道家服饵，轻身延年。松实，味甘温，无毒。可供果品。叶与根白皮，味苦温③，无毒。主辟谷不饥。松节，温渍酒，治历节风。

---

① 纵：钱珠囊本作"踪"。

② 脂：底本、医方泰和堂本、医方经纶堂本、医门三让堂本、胡药性本均作"枝"，钱珠囊本作"脂"。《新修本草》卷第十二"松脂"条：主痈疽、恶疮，头疡、白秃，疥瘙、风气……其赤者主恶风痹，久服轻身，不老、延年。联系下段之文义，据钱珠囊本改。下同。

③ 温：底本、医方泰和堂本、医方经纶堂本、医门三让堂本、胡药性本均作"寒"。钱珠囊本作"温"。《新修本草》卷第十二"松脂"条论及松叶，味为苦，温。故据钱珠囊本改。

柏叶止吐衄崩；要安脏①镇惊，去壳取仁于柏子。枸杞益阳明目；退虚劳寒热，须用其根地骨皮。

柏叶，味苦微温，无毒。四时各依方面②采，阴干用。柏白皮，主火烧烂疮。

枸杞子，味苦寒。根大寒，子微寒。无毒。处处有。惟陕西、四川出者最佳③。

茯苓有赤、白二种，赤者通利小便，白者可补虚定悸。干漆有生、熟两般，生则损人肠胃，炒熟通月水愆期。

茯苓，味甘平，无毒。多年松根之气薰所生。有赤、白二种，并除寒热，止渴，消痰。而赤专主利小便，分水谷；白者专补虚定悸。

干漆，味辛温，有毒。须炒熟用，则无毒。去癥，续骨，杀虫，除心气血痛。

茯神则健志收惊，开心益智。琥珀则镇心定魄，淋病偏宜。

茯神，即茯苓抱根所生者，用须去心中木。味甘平，无毒。多益心脾，主风虚。

琥珀，味苦平，无毒。是松脂入地中多年则化成。

职掌虚烦，敛汗必须酸枣。性行通利，消浮当用

---

① 脏：底本、医方泰和堂本前衍"五"，据钱珠囊本、胡药性本删。
② 方面：钱珠囊本、医门三让堂本作"方向"。
③ 惟陕西……最佳：钱珠囊本、胡药性本均作"惟泉州出者佳"。

榆皮。

酸枣仁，味酸平，无毒。安五脏，除风气①痹，能坚骨，补中，宁心志②。

榆皮，味甘平，无毒。性滑，通行大、小便，消浮肿，治小儿白秃，下妇人胎衣③。

攻目赤，清头风，坚齿轻身蔓荆子。敛金疮，除腰痛，治风桑上寄生枝。

蔓荆子，味苦辛，微寒，平，温，无毒。通关窍，去寸白虫，除筋骨中寒热。

桑寄生，一名寓木，味苦甘平，无毒。并治崩中，补内伤，胎前、产后皆宜用。

泻痢有功，诃黎勒同名诃子。头眩鼻塞，木笔花乃是辛夷。

诃子，味苦温，无毒。开胃进食，消痰，治崩漏及肠风下血，兼主奔豚冷气。

辛夷，味辛温，无毒，处处有之。南人谓之迎春木，久服轻身柰④老。二月开花，色白带紫，花落无子，至夏

---

① 气：钱珠囊本无"气"，医方泰和堂本、医方经纶堂本、医门三让堂本并作"去"。

② 志：医方泰和堂本、医方经纶堂本、医门三让堂本并作"智"，钱珠囊本此前有"定"。

③ 衣：钱珠囊本、胡药性本均作"元"。

④ 柰：同"奈"，"奈"用如"耐"。《广韵·泰韵》："柰本亦作柰。"

复开花①，初出如笔，故北人呼为木笔花。主头眩、鼻塞最良。

乌药止宽膨顺气，没药主折跌金疮，血气相攻，诸疼共理。秦椒能明目通喉，蜀椒②涩精疗癣，温中下气，风痹同医。

乌药，味辛温，无毒，处处有之，惟天台产者为胜，俗名旁箕。主心腹痛，补中益气，攻翻胃，利小便。

没药，味苦平，无毒。按徐表《南州记》，生波斯国，是彼处松脂也。破血止痛，为产后最宜。推陈致新，理内伤良。

秦椒，味辛温，生温，熟寒。有毒。攻腹痛，治风邪，温中除痹，醋煎灌漱口疼。

蜀椒，去闭口者，味辛，温，大热，有毒。出成都。逐冷风。核名椒目，利水道。

牙痛乳痈求莽草，肠风崩带索棕榈。

莽草为臣，性有毒，味辛温。善开喉痹，理诸疮、瘰疬。

棕榈，性平，无毒。止痢，养血，消鼻洪。用，烧存性，入药。

巴豆破结宣肠，理心膨水胀。芫花消浮逐水，系瘤痔

---

① 花落……复开花：《蜀本草·木部上品》"辛夷"条提到辛夷有的能见结实，有的花落无子，认为"树种经二十余载方结实。以此推之，即是年岁浅者无子，非有二种也"。另外，辛夷每年正月、二月开花一次，夏末植株即萌发下一年的花芽，初生出时形如小笔，经冬至下一年始育为饱满花蕾开放，并非一年开花两次。

② 蜀椒：《中华本草·芸香科》"花椒"条品种考证结果认为，秦椒和蜀椒的原植物均系花椒，只是因产地不同而形态、品质各有差异。

当知。

巴豆，味辛温。生温，熟寒。有毒。生巴郡，故名巴豆。性急通利，因名江子。用，去皮、心、膜及油，然后用。畏大黄、黄连。

芫花，味辛苦温，有小毒。治咳逆、喉鸣、痰唾、腰腹心痛。

木鳖治疮疡腰痛有准，雷丸杀三虫寸白无疑。

木鳖子，生①形似鳖，故名之。味甘温，无毒。治乳痛、肛门肿及折伤。

雷丸，味苦咸寒，有小毒。白者良；赤者有毒，能杀人。

养肾除风石楠叶，漱牙洗目海桐皮。

石楠叶，味辛苦平，有毒。利皮毛、筋骨病。

海桐皮，味苦平，无毒。主痢，除疥虱，治痹②痛风。

牡荆子酒擂敷乳肿，郁李仁荡浮肿四肢。

牡荆子，味苦温，无毒，即黄荆。今官司作笞杖行刑者。处处有之。主头风目眩。

郁李仁，味酸平，无毒。俗名唐棣。通关格，去浮肿。根皮治齿痛、风蛀。

密蒙花总皆眼科之要领，苏方木专调产后之血迷。

密蒙花，味甘平，微寒，无毒。

---

① 生：医门三让堂本、钱珠囊本作"其"。
② 痹：原作"脾"，据医方泰和堂本、胡药性本改。

苏方木①，味甘咸平，无毒。专能破血、消痈及扑损。

楮实补虚明眼目，叶洗疹②风，树汁③涂癣疥。竹皮刮下止呕吐，叶解烦躁，烧沥御风痰。

楮实，味甘寒，无毒。主涂水肿及阴痿不起。

竹皮多种。取皮止呕吐者，南人呼为江南竹。味辛平甘寒，无毒。肉薄。今人取作竹沥者，又谓之淡竹，其叶解烦除咳逆。今方中用淡竹叶，又是一种，丛小，叶微柔有毛，其根生子如麦门冬。

樗白皮止痢断疳，叶汁洗疮除疥虱。胡桐泪杀风牙蛀，膨脝④胀满吐堪施。

樗白皮，与椿白皮性同良，但樗木臭，椿木香，味苦，有毒。樗木根、叶俱良，南北皆有之。两木最为无用⑤，俗呼作虎目树。

① 苏方木：即苏木。《中华本草·豆科》"苏木"条提到："《新修本草》名苏方木……《植物名实图考》曰：《唐本草》始著录。广西亦有之，染绛用极广，亦为行血要药……以上所述，均指豆科苏木而言。"

② 疹：原作"瘮"。瘮，痹病。疹的俗字。

③ 树汁：底本、医方泰和堂本、钱珠囊本、胡药性本均作"树生"，医方经纶堂本作"树汁"，医门三让堂本作"树浆"。《名医别录·上品》提到楮实"其皮间白汁疗癣"。故据医方经纶堂本改。

④ 膨脝（hēng 哼）：腹部胀满。底本、胡药性本、医方泰和堂本并作"膨停"，据钱珠囊本、医门三让堂本改。

⑤ 无用：底本、医方泰和堂本、钱珠囊本、胡药性本均作"无鬼"，医门三让堂本作"无异"。《本草图经·木部下品》论及椿木、樗木："二木形干大抵相类……北人呼樗为山椿，江东人呼为鬼目……其木最为无用。《庄子》所谓吾有大木，人谓之樗，其本拥肿不中绳墨，小枝曲拳不中规矩，立于途，匠者不顾是也。"据此改"无鬼"为"无用"。

胡桐泪，味咸，无毒。形似黄矾，得水便消，如硝石也。

结胸散痞宽膨，逐水调风宜枳壳。烦闷通淋解热，赤眸黄疸用山栀。

枳壳，以小、紧实、少穰①者为枳实，味苦酸，微寒，无毒。能攻痔瘘，消癥癖。

山栀子，味苦寒，无毒。生于山间者为山栀，人家园圃种莳者为黄栀，形肥壮，可染物。用方中，用山栀形紧小者入药。

槟榔攻脚气，杀三虫，宣通脏腑。厚朴乃温中，除霍乱，膨胀堪治。

槟榔，味辛温，无毒。生海南。向日曰槟榔，形尖如鸡心者良；向阴曰大腹子，平坐如馒头。槟榔下气除风，宣利脏腑，攻逐水，消痰破结。

厚朴，去粗皮，姜汁炒过。味苦温，无毒。川中厚有紫油者佳。通经行②气，厚肠胃，消谷食，安腹中长虫。

猪苓消渴利溲③，治伤寒中暑。龙脑清头明目，主惊搐小儿。

猪苓，味苦甘平，无毒。生土底，皮黑作块似猪粪，故名之。治痰疟，消肿，利水，止遗精。

---

① 穰：古同"瓤"，瓜果等内部包着种子的部分。
② 行：钱珠囊本、胡药性本均作"下"。
③ 利溲：即利小便。溲，回转的水流，喻为小便。

龙脑，味辛苦，微寒，一云温平。无毒。其香透脑，攻耳聋，消肿气，通九窍，即梅①花片脑。若服饵过多至一两许，则身冷如醉，气绝，而非中毒，盖性寒故也。

明目凉肝解热，毋遗黄柏。磨癥下乳行经，休缺紫葳。

黄柏，《图经》名黄檗，味苦寒，无毒。除血痢，去黄疸，治痛疮，祛脾胃热，治女人热崩。

紫葳花，一名凌霄花，味咸微寒，无毒。处处有之。治风热痛及痫症。

杜仲坚筋补损伤，兼主②肾虚腰脊痛。卫矛杀鬼决经闭，阴人崩带也能医。

杜仲，味辛甘平，无毒。折断如银丝，用姜汁和炒去丝用。除风冷，强心志。

卫矛即鬼箭羽，味苦寒，无毒。攻腹痛，破癥结。

痈肿癥瘤凭虎杖，杀虫砥③痔问芜荑。

虎杖，俗名班④杖根，微温，味甘平，无毒。治损伤，消疮毒。

芜荑，味辛平，无毒。逐冷，除心痛，兼治皮肤骨节风，杀疥虫，治癣，攻肠风。

蕤仁捣膏点眼科，最除热赤。皂荚为末搐鼻嚏，应释

---

① 梅：原作"杨"，据医方泰和堂本、钱珠囊本、胡药性本改。
② 主：医方泰和堂本、医门三让堂本作"理"。
③ 砥：平定。
④ 班：古同"斑"，杂色。此指虎杖茎的表皮散生紫红色斑点。

妖迷。

蕤仁核，味甘温，微寒，无毒。通结气鼻洪。

皂荚，味辛咸温，有小毒。亦有数种，长一尺半尺者，惟如猪牙者良。消痰除嗽，散肿，去头风。

没食子主痢生肌，染乌髭黑发。益智子涩精益气，止小便多遗。

没食子，即无食子，味苦温，无毒。出西番，用有窍者良。治阴疮、阴汗。

益智子，味辛温，无毒。定神定志，故谓之益智。

川楝子号金铃子，冷气膀胱能作主。五倍子名文蛤，肠风五痔效①端殊。

川楝子，味苦寒，有小毒。今处处有之，但蜀川者为良。根皮最杀蛇虫。

五倍子，味酸平，无毒。除齿蜃及疮脓，亦可洗眼，去风热。

吴茱萸下气消痰，提转筋霍乱。山茱萸添精补肾，治风痹无疑。

吴茱萸，味辛温，大热，有小毒。今处处有之。除呕②逆，逐邪风，主脚气攻心。

山茱萸，一名石枣，味酸平微温，无毒。疗耳聋，调女人月水。

① 效：原作"号"，据钱珠囊本、胡药性本改。
② 呕：钱珠囊本、胡药性本均作"咳"。

桑白皮泻肺补虚益气，大腹皮通肠健胃开脾。

桑白皮，味甘寒，无毒，即桑树根皮。利水道，消浮肿，杀寸白虫。

大腹皮，即槟榔、大腹子之皮，微温，无毒。专下气分冷热攻心痛①。

金樱子、冬青子养精益肾轻身，调和五脏。苏合香、安息香辟恶去虫杀鬼，蛊毒消除。

金樱子，味酸涩，平、温，无毒。采实捣汁熬膏，久服轻身耐老。

冬青子，是名女贞实，味苦平，无毒。治病与金樱子同功。

苏合香，味甘温，无毒。油能辟恶，除温疟，久服令人不生梦。

安息香，味辛苦，平，无毒。辟邪，暖肾，止遗泄。

秦皮洗眼除昏，男子添精，妇人收带下。黄药通喉豁痹，蛇伤取效，医马是神枢。

秦皮，味苦寒，无毒。治风寒湿痹。

黄药，味苦平，无毒。治恶肿。

苦菜主头疼、痢生腹痛，同姜煎服。钩藤蠲瘛疭、儿生客忤，胜祷神祇。

---

① 专下……攻心痛：即《开宝本草·木部中品》"大腹"条所言"主冷热气攻心腹，大肠壅毒……"

苦菜，即茶茗①，味甘、苦，微寒，无毒。除痰下气，消宿食。

钩藤，味甘平，微寒，无毒。有钩形如钩，故得名②。舒筋活血。

止痛生肌麒麟竭③，舒筋展痹五加皮。

麒麟竭一名血竭，味咸平，无毒。除血晕。

五加皮，味辛苦，温，微寒，无毒。治风寒湿痹，止心痛，益精神，通疝气，治阴疮。小儿幼小不能行，服之良。

丁香下气温中，能益脾止吐。沉香调中顺气，疗痛绞心岐④。

丁香，味辛温，无毒。散肿，除风毒，更治齿痛风牙。

沉香，味辛温，无毒。疗肿，除风去水，止霍乱转筋，壮元阳，辟恶气。

檀香、藿香止霍乱吐呕，痛连心腹。乳香、枫香专消风止痛，疮毒流离。

檀香，热，无毒。消风肿、肾气攻心。

---

① 茶茗：底本作"茶名"，医门三让堂本作"茶草"，据钱珠囊本、胡药性本改。

② 名：底本、医方泰和堂本作"血"，据钱珠囊本、胡药性本、医方经纶堂本、医门三让堂本改。

③ 竭：底本、医方泰和堂本并作"蝎"，据钱珠囊本、胡药性本、医门三让堂本改。

④ 心岐：指心歧骨，即胸前剑突骨。

藿香，味辛微温。去恶消肿，治吐逆。

乳香，味辛热，微毒。辟恶除邪，补精益肾，治诸疮，攻血气。

枫香即白胶香，是枫脂也，治瘾疹风搔齿痛，去虚浮水气。味辛平，微有毒。

竺黄理天吊①，止惊风，更会清心明目。胡椒能下气，逐风冷，兼除霍乱昏迷。

天竺黄，味甘寒，无毒。生天竺国②，故名。

胡椒，味辛微温，无毒。去痰，止痢，卒③患心腹痛。

此木部之药性，为后学之绳规。

绳规为方圆之器也。

人部类

看方犹看律，意在精详；用药如用兵，机毋轻发。草木之性既陈，人物尤宜立诀④。

律，法度也，齐之以刑。用药犹将兵，谓医者乃人之司命。

天灵盖最主传尸，久病虚劳，热蒸在骨。

---

① 天吊：又名天钓，是急惊风的一种，发为惊搐，眼目翻腾，壮热不休，甚者爪甲皆青，状若神祟，俗谓之天吊。此非天能吊人，以其眼吊上视，故取意名之。

② 天竺国：印度之古称。

③ 卒：同"猝"。

④ 诀：底本作"缺"，据医方泰和堂本、钱珠囊本改。

天灵盖，乃死人顶骨十字解者。此骨是天生天赐，盖压一身之骨节。阳人用阴，阴人用阳。味咸平，无毒。主传尸、鬼疰人。

热病乃阳毒发狂，当求人粪汁。打扑损伤并新产，快索男童溺。

人粪，一名人中黄，性寒，无毒。专治天行大热，劳气骨蒸，烧末水调服；解诸毒，为末汤调；治热病发狂，绞粪汁饮之。

男童溺，童子小便也，女子者不宜用，主寒热虚劳，头疼湿气。

乳汁有点眼之功，裈①裆救阴阳之易。

妇人乳汁，味甘平，无毒。能安五脏，悦皮肤。昔张仓尝服，享寿百余岁。《衍义》云：乳汁治眼之功何多，盖人心主血，肝藏血②，肝脏受血则能视。妇人之血，上为乳汁，下为月水，用以治目，不亦宜乎？

裈裆，即裈之当阴处。取方圆六七寸许，烧为末用，男子病新瘥③，而妇人与之交，则男病阴易；女人病新瘥，而男子与之交，则女病阳易。小腹绞痛挛手足，目中生花，头重不能举，若不急治则死。男子病用妇人裈裆，女人病用男子裈裆，以水调服。

---

① 裈（kūn 坤）：古同"裈"，即短裤，内裤。
② 肝藏血：原无，据钱珠囊本补。
③ 瘥（chài 差）：病愈。

调诸淋，破瘀血，乱发原来即血余。止唾衄，理肺痿，漩垢便是人中白。

血余，乃常人乱发烧灰。味苦，微温，无毒。治痈疽①及转胞。

便溺人中白，即尿桶中澄②底垢积之结白者。火上烧灰，最治紧唇③及劳热传尸。

《图经》《衍义》④无虚，医者可知端的⑤。

虫鱼部类

抑又闻蠢者为虫，潜者为鱼，堪行入药，贵贱何拘。

蠢，动也；潜，澄⑥藏也。

全蝎有毒须当去，能透耳聋，调诸风惊搐。斑蝥不宜生，通淋堕孕，宣瘰疬之疵。

全蝎，宜紧小者佳。味甘辛，须去毒方可用。

斑蝥，去足翅，以米同炒，至米黄色，去米。生用即令人吐泻。味辛寒，有大毒。

消水气，去瘿瘤，无如海蛤。安心志，磨翳障，大喜

---

① 疽：底本、医方泰和堂本作"疸"，据钱珠囊本、胡药性本改。
② 澄：原作"汀"，据医方泰和堂本、医门三让堂本、胡药性本改。
③ 紧唇：病名。《诸病源候论·唇口病诸候》脾胃有热，气发于唇，则唇生疮。而重被风邪寒湿之气搏于疮，则微肿湿烂，或冷或热，乍瘥乍发，积月累年，谓之紧唇，亦名沈唇。
④ 衍义：原作"演义"，据医方泰和堂本、钱珠囊本、胡药性本改。
⑤ 端的：原委，底细。
⑥ 澄：原作"汀"，据医方泰和堂本、钱珠囊本、胡药性本改。

珍珠。

海蛤，味苦咸平，无毒。治浮肿，除咳逆，定喘消烦。

珍珠，味寒，无毒。出廉州①。主润泽皮肤，悦人颜色。绵包塞耳可治聋。

水蛭吮痈疽，通经破血。田螺去目热，反胃堪除。

水蛭，即蚂蟥蜞。生水中名水蛭，生草中名草蛭，生泥中名泥蛭，并能着人及牛马股胫间咂血。用之当用水蛭，小者佳。此物极难死，加火炙经年，得水犹可活。若用之，须火炒令黄极熟。不尔，入人腹，生子为害。

田螺，性大寒，无毒。不可多食。其肉敷热疮，壳主翻胃，汁能醒酒、止渴。须用田中取者为佳。

鼠妇通月闭，利便癃，仲景将来医久疟。䗪②虫破坚癥，磨血积，《伤寒》方内不曾无。

鼠妇，味酸温，无毒。生人家地上，处处有之。

䗪虫，名土鳖，味咸寒，有毒。处处有之。

搜瘾疹惊风、明目催生称蛇蜕。正㖞斜口眼、堕胎点翳捉衣鱼。

蛇蜕，味咸苦平，无毒。主缠喉风，攻头疮、瘰疬。

衣鱼，味咸温，无毒。今处处有之，衣中乃少，多在书卷中。小儿淋闭，以摩脐及小腹即溺通，仍可磨疮。

---

① 廉州：汉代合浦郡，唐贞观八年改为廉州，治所在今广西合浦。
② 䗪：诸本并作"蚝"，据下文"土鳖"之名改为"䗪"。

出箭头入肉，医附骨鼠瘘①，蜣螂便是推车客。补打扑损伤，疗儿疳昏眼，虾蟆②本草即蟾蜍③。

蜣螂，味咸寒，有毒。疗儿惊、癥疾、风痫。临用当炙过，勿置水中，令人吐。入药去足翅。

虾蟆肉，味辛寒，有毒。主邪气坚痞、恶疮鼠痿④。

杀伏尸鬼疰三虫，地龙俗名蚯蚓。止风贼斜㖞肛脱⑤，蜗牛本是蛞蝓⑥。

地龙，味苦，无毒。须用白颈者良。伤寒狂热须咽汁，治痫、消丹毒用粪。

蜗牛，俗名蜒蚰。处处有之，生砂石垣墙下湿处。亦治背疽，用涎涂抹。

蛴螬点眼翳杂科，割金疮，出肉中刺。蛤蚧传尸堪止

① 瘘：底本、医方泰和堂本均作"瘘"，据钱珠囊本改。

② 虾蟆（má 麻）：或谓蛤蟆。蟆，古同"蟆"。

③ 本草即蟾蜍：或谓虾蟆与蟾蜍为两物。《〈本草拾遗〉辑释·解纷（二）》论道："虾蟆、蟾蜍，二物各别，陶（弘景）将蟾蜍功状注虾蟆条中……且虾蟆背有黑点，身小，能跳接百虫，解作呷呷声，在陂泽间，举动极急……蟾蜍身大背黑无点，多痱磊，不能跳，不解作声，行动迟缓，在人家湿处。"

④ 鼠痿：钱珠囊本作"鼠漏"。鼠痿，病名，属于瘰疬的一种。

⑤ 肛脱：底本、医方泰和堂本、胡药性本作"肚脱"，《名医别录·下品》提及蜗牛主治"……大肠下脱肛，筋急及惊痫"。故据钱珠囊本、医门三让堂本改。

⑥ 蛞蝓（kuòyú 阔鱼）：又呼鼻涕虫。蜗牛、蛞蝓因形似而常有混淆。《本草衍义》卷之十七"蛞蝓、蜗牛"条："蛞蝓、蜗牛，二物矣。蛞蝓，其身肉止一段。蜗牛，背上别有肉，以负壳行，显然异矣。若为一物，经中焉得分为二条也。其治疗亦大同小异，故知别类。又谓蛞蝓是蜗牛之老者，甚无谓。蛞蝓有二角，蜗牛四角，兼背有附壳肉，岂得为一物也？"

嗽，兼补肺，邪鬼咸驱。

蛴螬，味咸甘，有毒，处处有之。以背行反駃①于脚。即诸朽木中蠹虫，但洁白矣。

蛤蚧，一名守宫。功力在尾梢，人捕之即自咬断其尾。用，以法取之。行常一雌一②雄，入药亦当用雌雄相随者则良。

牡蛎固漏血遗精，补虚止汗。虻虫破癥瘕③血积，经闭通渠。

牡蛎，味咸平，微寒，无毒。主疟疾寒热，除惊恐。

虻虫，味苦，微寒，有毒。啮牛马背血出。用，炒，除足翅，方可入药。

鳗鲡鱼退劳热骨蒸，杀虫愈痔。石龙子除热淋止血，蜥蝎殊途。

鳗鲡鱼，味甘，有毒。处处有之。虽④毒而能补五脏虚损，消项腮白驳风⑤热。肉⑥薰蚊则灭。

石龙子，与蜥蝎、蝘蜓、蝾螈⑦、守宫五种相形。

① 駃（kuài 快）：古通"快"，迅疾。《说文·马部》"駃"，徐铉曰："今俗与快同用。"

② 一：原无，据钱珠囊本、胡药性本补。

③ 瘕：原无，据钱珠囊本、胡药性本补。

④ 虽：医方泰和堂本作"性"。

⑤ 白驳风：相当于白癜风。

⑥ 肉：钱珠囊本作"煨骨"，医门三让堂本作"烧骨"。

⑦ 蝾螈：疑为"蝾螈"。

乌贼鱼是海螵蛸，退翳杀虫，治崩攻痢。鲮鲤①鳞为穿山甲，堪医疥癣，鬼魅遭锄。

乌贼鱼骨，味咸微温，无毒。疗阴疮，治耳聋。其血于墨②，能吸波噀③墨以溷④水，所以自卫。有八足，聚生口旁，浮泛于水面。乌见谓其必死，欲啄之，则聚足抱乌，拖入水中食之，故曰贼鱼。

穿山甲，性凉，有毒。主邪惊，治痹。

劳热骨蒸尊鳖甲，脱肛狐臭尚蜘蛛。

鳖甲，味咸平，无毒。处处有之。治崩，疗疟，主癥瘕痃⑤癖。不可与鸡子同食，合苋菜食伤人。

蜘蛛，性冷，无毒。处处有之。然多种，身有毛刺及五色并薄小者，不可用。瘰疬、背疮、蚝⑥牙，兼治口斜㖞僻。喜忘者取网着衣领中。

蝉蜕消风，断小儿夜哭之鬼。猬⑦皮主痔，捷肠风下血之徒。

蝉蜕，味咸甘寒，无毒。亦治妇人产难，小儿惊痫。

---

① 鲮（líng 灵）鲤：穿山甲之别名。
② 其血于墨：钱珠囊本作"其血似墨"。
③ 噀（xùn 训）：含在口中而喷出。
④ 溷（hùn 混）：使浑浊。
⑤ 痃：原作"玄"，据钱珠囊本改。
⑥ 蚝：通"蛀"。
⑦ 猬（wèi 为）：同"猬"。

蝟皮，味苦甘，无①毒。治②疝气、阴蚀疮。

鲤鱼宽胎胀③，骨止赤白之崩，胆抹青盲、赤目。蟹主热结胸，黄能化漆为水，血烧集鼠招鼩④。

鲤鱼，味苦甘寒，无毒。止渴消⑤肿。腹有癥瘕之人不可服。

蟹，味咸寒，有毒。爪能破血堕胎。

鲫治肠风下血，宜作脍又宜作羹，治痢无分赤白。蛙能补损祛劳，一种水鸡为羹⑥馔，专补产妇之虚。

鲫，味甘温，无毒。烧灰治诸疮，补胃和中。

蛙，味甘寒，无毒。杀痓邪。

蜈蚣开小儿口噤，堕孕妇之胎，制诸蛇毒。土狗催产难之生，罨⑦肉中之刺，退肿须臾。

蜈蚣，味辛温，有毒。不堪入药汤。杀三虫，入药当熟⑧炒，生则令人吐泻。

土狗，即蝼蛄，味咸，无毒。处处有之。下肿，利大小便，解毒溃痈。

---

① 无：原作"血"，据钱珠囊本、胡药性本、医方泰和堂本改。
② 治：底本其后衍"治"，删除。
③ 胀：底本前有"治"，据钱珠囊本、胡药性本删。
④ 鼩（qú 渠）：形极似鼠，但吻部细而尖，穿穴地中。亦称"鼱鼩"。
⑤ 消：底本、医方泰和堂本、胡药性本无，据钱珠囊本、医门三让堂本补。
⑥ 羹：钱珠囊本、胡药性本作"美"。
⑦ 罨（yǎn 眼）：通"掩"，捕取。
⑧ 熟：原作"热"，据钱珠囊本、胡药性本改。

石决明泻肝，黑障青盲终可决。桑螵蛸补肾，泄精遗溺竟无虞。

石决明，味咸平凉，无毒。除肺经风热。

桑螵蛸，味咸甘平，无毒，即螳螂子也。用，炒黄色。不尔，令人泄泻。

原蚕蛾主泄精，好强阴道。白僵蚕治诸风，口噤难呼。

蚕蛾，雄者有小毒。炒，去翅足，补肾。疗血风、瘫风、瘾疹，用蚕沙。

僵蚕，炒，去丝嘴，味咸平辛，无毒。疗惊痫、崩漏病，又除口噤及喉风。

白花蛇主诸风，湿痹拘挛兼疗癞。五灵脂行经闭，昏迷产妇早来沾。

白花蛇与乌梢蛇，味甘咸温，有毒。主诸风㖞[1]斜口眼，并治大风疮。

五灵脂，即寒号虫粪也。治肠风并冷气。炒之治崩。

着意要行斯道，潜心细下功夫。

禽兽部[2]

盖言走者属兽，飞者属禽。

---

① 㖞：原作"嚼"，据医方泰和堂本改。
② 禽兽部：此部分及其后"果品部""米谷部""蔬菜部"内容均由原书上栏之上卷调整至此处。

卷之下　一〇七

禽属阳，身轻，故能飞而上。兽属阴，身重，惟能走，不能上飞。

鹿角煎胶补瘦羸，又安胎止痛。麝香辟邪而①通窍，安客忤惊痫。

鹿角，味苦辛，依法煎炼成胶及霜，入药用。止泄精、遗尿。

麝香，味辛温，无毒。攻风产②、堕胎，救产难。

定魄安魂③，牛黄治风痫惊热；生肌止汗，龙④骨攻泄痢遗精。

牛黄，味苦平，有小毒。除狂躁，治天行⑤。

龙骨，味甘平，微温，无毒。治女子崩，止小便遗沥⑥，疗阴疮。龙齿镇惊，治癫痫。

牛乳补诸虚，益气通肠，须求羊酪；獭肝开热胀，传尸劳嗽，有验堪应。

牛乳，味微寒，性平，无毒，止渴。

獭肝为君，味辛温，有毒。凡人素有冷气虚膨者，此

---

① 而：原无，据钱珠囊本、胡药性本补。

② 风产：底本、医方泰和堂本、胡药性本并作"风产"，医方经纶堂本、钱珠囊本并作"风痓"。《医方集宜·胎前子痫》论风产即妊娠中风，角弓反张，口噤言涩。《经效产宝·产后心惊中风方论》论风痓为产后心冈气绝，眼张口噤，通身强直，是宿有风毒，因产心气虚弱，风因产发成风痓。

③ 定魄安魂：原作"琥珀安魂"，与下文不合，据钱珠囊本、胡药性本改。

④ 龙：原脱，据医方泰和堂本、钱珠囊本、胡药性本补。

⑤ 天行：医方泰和堂本其后有"时气"。

⑥ 沥：原作"涩"，据钱珠囊本、胡药性本改。

二味皆不宜服。

象牙治肉中之刺，熊胆医痔瘌之灵。

象牙，味甘平，无毒。生煮汁饮之，利小便；烧末，止遗精；磨屑，敷肉中刺；凡骨鲠者，磨水服即下，更祛劳热，止风痫。

熊胆，味苦寒，无毒。难分真伪，取一粟许滴水中，一道如线不散者为真。治天行热症①、诸疳。恶防风、地黄。

羚羊角明目祛风，可保惊狂心错乱。腽肭脐温中补肾，何忧梦与鬼交情。

羚羊角，味咸苦寒②，无毒，主惊痫，消宿血，除玄癖③气。

阿胶止血安胎，兼除嗽瘌。犀角凉心解毒，杀鬼闻名。

阿胶，味甘平微温，无毒。出阿县城北井水煮取乌驴皮，以阿井水煎成为真。须用一片鹿角同煎方成胶，不尔不成也。养肝虚劳热，止四肢酸疼。

犀角，味苦酸咸寒，无毒。祛风明目，除心热狂言，

---

① 症：钱珠囊本、胡药性本作"疸"。
② 苦寒：底本、医方泰和堂本作"性热"，钱珠囊本、胡药性本作"苦寒"。羚羊角现多认为性寒，故改之。
③ 癖：通"癖"。癖，病名，亦称癖气。指痞块生于两胁，平时寻摸不见，痛时则可触及者。

又治时行①疫疠麻疹。

鹿茸益气补虚，男伐泄精，女征崩漏。虎骨祛邪辟恶，男安风毒，女保胎惊。

鹿茸，用茄形连顶骨者。味甘酸温，无毒，一云味苦辛。

虎骨，性平味辛，微热，无毒。治恶疮及风痹拘挛。

兔头骨治头疼，和髓烧灰催产难。牛角腮②治崩带，烧灰入药效如神。

兔头骨，味甘平寒，无毒，治头昏痛。兔骨治热中消渴。肉不可多食，损人阳气。孕妇食兔肉，生子缺唇。不可合鸡肉、生姜同食。

牛角腮，味甘苦，无毒。消血闭便血③，攻冷痢。

瓦雀肉则益气，卵则强阴；白丁香可溃痈疗目疾。雄鸡乌者补中，赤者止血；黄脿胵④止遗尿及难禁。

瓦雀肉，味甘温，无毒。雀粪直立者，名白丁香。

雄鸡肉，味温，无毒。乌者补中止痛，赤者治血止

一一〇

---

① 行：底本、医方泰和堂本、医门三让堂本均无，据钱珠囊本、胡药性本补。

② 牛角腮：即牛角中的骨质角髓。腮，通"鳃"。《本草纲目·兽部》："牛角鳃，释名：角胎。时珍曰：此即角尖中坚骨也。牛之有鳃，如鱼之有鳃，故名。胎者，言在角内也。"

③ 血：底本、医方泰和堂本均无，据钱珠囊本、胡药性本、医方经纶堂本补。

④ 脿胵：同"膍胵"（pí chī 皮吃），胃囊。

崩。诸雄鸡胆①微寒，主目不明；心主五邪；血主损伤；肪②主耳聋；肠主小便数、不禁；肝及左翅毛主阴痿不起；冠血能行乳汁。

蝙蝠经名伏翼，能开黑暗青瞑③。

蝙蝠，经名伏翼，味咸，无毒，主淋、目昏，久服则忘忧。粪名夜明砂，可治疳。

药是伐病之斤④，医乃人之司命。

果品部

且如果品数端，亦分优劣。

以果品言之，如柿有数种。红者只可生啖，乌者可焙干入药用。其蒂功力且优，白者力薄而功亦劣。

入药当知刑反忌宜，性情要辨苦甘冷热。

大枣与生葱相刑，不宜合食。乌梅与黄精相反，常食黄精者不可食梅实。如桃仁、杏仁，忌用双仁者，有毒杀人。安⑤石榴味酸者，宜入药用，苦甘者不宜多食，损人

---

① 胆：原作"胁"，医方泰和堂本蚀缺，据钱珠囊本、胡药性改。

② 肪：原作"肋"，医方经纶堂本作"筋"，胡药性、钱珠囊本作"肪"。《神农本草经辑注·卷二》论丹雄鸡"肪，治耳聋"，故据胡药性本、钱珠囊本改。

③ 青瞑：眼盲。

④ 斤：原作"苗"，据钱珠囊本改。

⑤ 安：原作"按"，据胡药性本、钱珠囊本改。安石榴，《本草纲目·果部》引《博物志》云：汉张骞出使西域，得涂林安石国榴种以归，故名安石榴。安石，西亚古国名，亦作"安息"。

齿，伤人肺。又如橘味辛温、柚味苦冷、枣味甘热、柿味甘寒之类。

橘皮则下气宽中，消痰止嗽，更可止呕定吐。大枣则养脾扶胃，助药成功，又可补气调脉。

陈皮，味辛温，无毒，主温脾。青皮破积聚。

大枣，味甘平，无毒。

鸡头实名为芡实，轻身长志，好止腰疼。覆盆子即是蓬蘽①，益气强阴，养精最烈。

芡实，味甘平，无毒。补中治痹，煎和金樱子，最益人。

覆盆子，味酸平咸，处处有之。补中，调和脏腑，治虚损风。

柿干止痢涩肠，生宜解酒渴，止哕须教用蒂良。梨实除烦引饮，浆可疗风痰，乳妇金疮如仇贼。

柿干，味甘寒，无毒。最润喉，通耳鼻。

梨，味甘微酸，寒，无毒。可止嗽，不宜多食，成②冷痢。乳妇及金疮犹不可食。

橄榄止渴生津，口唇干燥，研敷核中仁。石榴舒筋止痢，去腹中虫，根皮煎汁啜。

---

① 覆盆子即是蓬蘽（léi雷）：《本草纲目·草部》提到覆盆子与蓬蘽是两药，"覆盆、蓬蘽，功用大抵相近，虽是二物，其实一类而二种也。一早熟，一晚熟，兼用无妨，其补益与桑椹同功。若树莓则不可混采者也"。蘽，藤蔓。

② 成：底本无，钱珠囊本作"主成"，据胡药性本补。

橄榄，味酸甘温，无毒，消酒毒。

石榴，味甘酸，无毒。壳入药，治筋挛脚酸痛，攻痢良。

藕实①止痢、补心垣；节除呕衄；叶堪止渴安胎②。桃仁通经、破癥结，乃辍腰疼；花主下痢脓血。

藕实，味甘平寒，无毒，处处有之。

桃仁，去皮尖，味苦甘平，无毒。其花通利大③小便更捷。

杏仁不用双仁，通肠润肺，治咳清音。乌梅即是梅实，止嗽化痰，痢中莫缺。

杏仁去皮尖及双仁者，味酸甘，无毒。治惊痫、腹痹及产乳金疮。

乌梅，味酸平，无毒。下气调中止渴，治骨蒸劳热，咳嗽痰涎。

宣木瓜治霍乱转筋，调理脚气，湿痹伸舒④。枇杷叶能止呕和胃，专扫肺气，功全⑤口渴。

木瓜，味酸温，无毒。消肿，强筋骨，止渴并脚气攻心。

---

① 藕实：即莲子。

② 胎：底本不清，据医方泰和堂本补。

③ 大：底本、医方泰和堂本、胡药性本均无，钱珠囊本作"大"。《本草经集注·卷第七 果菜米谷有名无实》论桃花"利大小便，下三虫，悦泽人面"，故从钱珠囊本补。

④ 舒：医方泰和堂本、医方经纶堂本作"筋"。

⑤ 全：通"痊"，病愈之意。

枇杷叶，用布拭去毛，炙用。味苦平，无毒，主肺风。

胡桃肉肥肌润肉，扑伤和酒研来尝。草果仁益气温中，好伴恒山①攻疟发。

胡桃肉，味甘平，无毒。去痔疮，消瘰疬。

草果仁，味辛温，无毒。温脾胃，消食，解酒毒，攻冷气。

若能熟此作筌蹄②，可洗下工③之漏拙。

米谷部

精明米谷，豆麦粟麻。虽民生之日用，充药料于医家。

谷入脾，豆入肾，麦肝，粟肺，麻入心。

粳米温中和胃，秫米能解漆疮，止渴除烦，须陈仓米④。黄豆杀鬼辟邪，黑豆乃堪入药，若问黄卷，便是豆芽。

粳米，味甘温，无毒，即常人所食之米。其种数多，不可尽识，主除烦断痢。

豆，黑、白二种。惟黑者入药，白者不用。味甘平，无毒，炒熟入药。

---

① 恒山：胡药性本、钱珠囊本均作"常山"。
② 筌蹄：比喻达到目的的手段或工具。筌，捕鱼竹器；蹄，捕兔网。
③ 下工：技能低的工匠。此指庸医。
④ 米：原无，据胡药性本、钱珠囊本补。

祛胃热，养肾虚，通利小肠粟米。可长生，填精髓，巨胜子即胡麻。

粟，味咸微寒，无毒，治消中。

巨胜子，久服之，可长生不老，利大小肠，坚筋快产，主心惊。味甘平，无毒。处处有之，即黑麻子。

赤小豆消水肿虚浮，研涂痈疽消热毒。白扁豆治筋转霍乱，叶敷蛇虫咬最佳。

赤小豆，炒过用，味甘酸平，无毒。治消渴，攻脚气。

白扁豆，味甘微寒，无毒。消暑解毒，下气和中。

小麦止汗养肝，堪除燥热。大麦主肌消渴，长胃荣华。

大、小麦，味甘微寒，无毒。麦蘖①入药汤，真个温中，可知消食。麦麸若调醋，敷扑损处，愈后无瑕。

麦蘖，即麦芽也。麸，皮也。

去风丹②，解一切之毒，霍乱吐翻，取粉于绿豆。除浮疽，吐一切痰涎，闭胸膈病③，摘蒂于甜瓜。

绿豆，味甘寒④，无毒。除热气，治头疼目暗。

甜瓜，味苦寒，有毒。处处有之。蒂入药，瓜有赤白

---

① 蘖（niè 聂）：发芽的米。
② 风丹：风疹、丹毒之类。
③ 病：底本、医方泰和堂本、医门三让堂本均无。据钱珠囊本补。
④ 寒：底本、医方泰和堂本、医门三让堂本并作"温"，钱珠囊本、胡药性本作"寒"，其下言可"除热气"，故改为"寒"。

二种，入药当用赤者。

言之有准，用之无差。

蔬菜部

既已言之五谷，又当取用蔬菜。

葱主头疼堪发散，通大小肠；白可安胎止痛。韭专补肾益元阳，温中下气；子收梦里遗精。

葱，味辛温，无毒。

韭，味辛，微酸温，无毒。葱、韭皆不可多食，昏人精神，又不可与蜜同食。

捣汁止头疼，喘嗽风痰莱菔子。酒煎喷痘体，自然红润说胡荽。

莱菔，即萝卜也。味辛甘，无毒。根、脑及嫩叶常人作菜食之。熟啖，消食和中下气，去痰癖，肥健人。

胡荽，味辛温，无毒。消谷，通心窍，补五脏不足，利大、小便，辟邪秽。

白冬瓜劫躁烦止渴，白芥子宽胸膈痰拘。

冬瓜，味甘微寒，无毒。治淋，利小便，体热散痈。除小肠热①，醒脾，用子中仁尤良。

白芥，味辛温，无毒。青、白、紫数种，惟白芥子

---

① 热：底本、钱珠囊本、胡药性本均无，据医方泰和堂本、医方经纶堂本补。

粗①大、色白者入药。除冷气，攻反胃，治上气。

妇人产难好催生，滑脏利泄冬葵子。霍乱转筋心腹痛，减烦却暑羡香薷。

冬葵子，味甘寒，无毒。处处有之。其子是秋种，覆养经冬，至春作子，故谓之冬葵子。除寒热。治疣，用根。

香薷，味辛微温，无毒。下气，除烦热，消肿止渴。

发病生虫又败阳，便是芸薹②菜。生疮长瘤损精神，少吃水茄儿。

芸薹菜，味辛温，有毒。不宜多食，败损阳气，生腹中长虫。主破癥瘕，通血，除丹毒，消乳痈。

茄子，有紫③、白二种，味甘寒，性冷，不宜多食。茄根煎汤，渍冻疮；蒂烧灰，治肠风。

妇人恶血能令下，湿痹筋挛，取豆芽黄卷。疮疥伤寒最得宜，血风血晕，向荆芥假苏。

大豆黄卷以④黑豆大者为芽蘖，生便晒干名黄卷。入药用，味甘平，无毒。

荆芥即假苏，味辛温，无毒。下气除劳，兼治头痛。

马齿苋散血敷疮傅火丹，杀虫磨翳。草繁缕发背疮疡

---

① 粗：原作"稍"，据钱珠囊本、胡药性本改。
② 薹（tái 台）：油菜、蒜、韭等长出的花茎。芸薹即油菜。
③ 紫：原作"青"，据钱珠囊本、胡药性本改。
④ 以：底本、医方泰和堂本、医门三让堂本并作"似"，据钱珠囊本、胡药性本改。

丹风起，烂捣堪涂。

马齿苋，处处有之，味酸寒，无毒。止渴，攻血痢，磨眼翳，利便难。

草繁缕，味酸平，无毒，名鸡肠菜。

消痰定喘宽膨，当求苏叶。风气头疼发散，切要薄荷。

苏味辛温，无毒，叶下紫色而气香者佳。消痰下气开胃用叶，风气头疼发散用茎，宽喘急、治咳嗽用子。

薄荷，味辛苦温①，无毒。发汗，消食宽胀，除霍乱、伤寒，可发散。

饴糖敛汗建中，补虚赢不小。神曲养脾进食，使胃气有余。

饴糖，味甘微温，无毒。以糯米煮粥，候冷，入麦蘖，澄清，再熬成饴糖，以净器盛贮。夏天澄沉井中，免令酸。诸米可作饴，惟糯米者入药，止渴，消痰治嗽。

神曲，味甘，大暖，消宿食，下气。

调理产人②，去瘀生新犹用醋。通行血脉，助添药势酒同途。

醋，一名苦酒，治痈除癥，消痈③退肿。

---

① 薄荷味辛苦温：薄荷药性历来说法不一。此处认为薄荷性温，本书"诸品药性主治指掌"又论道"薄荷叶，味辛，性凉"。现一般认为薄荷药性偏凉。

② 产人：医方泰和堂本、医方经纶堂本作"产妇"。

③ 痈：医方泰和堂本、医方经纶堂本作"疽"。

酒，味苦甘辛，大热，有毒，辟恶除邪，破癥结。

香豉本食中之物，医伤寒切不可无。

淡豆豉，味苦寒，无毒。治头疼发汗，止痛痢，解烦热，以酒浸烂捣，患脚人敷之良效。

不揣愚衷而作赋，是为药性之斤铢①。

揣，量度也。

附

制方君臣佐使法②

帝曰：方制君臣何谓也？岐伯曰：主病之谓君，佐君之谓臣，应臣之谓使，主上、中、下三品之谓也。帝曰：三品何谓？曰：所以明善恶之殊用也。

凡药之所用者，皆以气味为主，补泻在味，随时换气。主病者为君。假令治风者，防风为君；治上焦热，黄芩为君；治中焦热，黄连为君；治湿，防己为君；治寒，附子之类为君。兼见何症，以佐使药分治之。此制方之要也。本草说上品药为君，各从其宜也。

---

① 斤铢：旧时市制重量单位。十六两为一斤。二十四铢为一两。此为轻重之意。

② 附制方君……在夜：此段内容底本均无，据医方泰和堂本、医方经纶堂本补。

用药各定分两

为君者最多，为臣者次之，佐者又次之，药之于症所主同者，则等分均。

汤液煎造

病人服药，必择人煎，能识煎熬制度。须令亲信恭诚至意者，先取药罐，汰除油垢、腥秽。用新净甜水为上，多寡斟酌，以漫①火煎熬分数。用纱滤去粗渣，取清汁服之，无不效也。

古人服药活法

在上不厌频②而少，在下不厌顿③而多。少服则滋荣于上，多服则峻补于下。

古人服药有法

病在心上者，先食而后药。

病在心下者，先药而后食。

病在四肢者，药宜饥食而在旦。

病在骨髓者，药宜饱服而在夜④。

---

① 漫：同"慢"。

② 频：医方泰和堂本作"顿"，据文义，从医方经纶堂本改。

③ 顿：医方泰和堂本作"频"，据文义，从医方经纶堂本改。

④ 而在夜：医方泰和堂本无，据医方经纶堂本补。

校注后记

一、本书内容特点分析

《青囊药性赋》为明末歌括类医学入门读物，主要汇集金元以来诸医家论述而成，内容包括四性药性赋、部类药性赋、诸品主治指掌、若干药性理论歌诀和初学万金一统要诀等。

四性药性赋分为寒、热、温、平四性，寒性药物 66 味，热性药物 60 味，温性药物 54 味（实际 55 味，因大、小蓟作一药计），平性药物 68 味，总计 248 味（其中抚芎、川芎作两药计，大、小蓟作一药计）。部类药性赋共分为玉石部、草部（分为上、中、下）、木部、人部、虫鱼部、禽兽部、果品部、米谷部、蔬菜部 9 种部类，计411 味药物。赋体写就，赋文之后夹有注解，记述药物药性、功用等，兼析不同入药部位和相近药物的功用区别，亦涉药物释名、配伍、采制等。

诸品主治指掌从羌活始，至玄胡索终，计 90 味药物。每味药物先述气味阴阳，继之以归经、功能、主治等内容，以升降、浮沉（药物作用趋势）、厚薄、阴阳（药性总括并分层次）等概念阐释各药效用，使药性理论与药物效用紧密结合。书中的药性理论歌诀，则结合人体法象、药物法象，着力于药物与脏腑、经络关系，将药物的性、味、臭、色等与脏腑相联系，倡言药物归经、引经报使体系。

除本草方面内容，本书另有初学万金一统要诀，悉采《内经》《难经》要旨及诸前贤确论，概论医理病机，论述天地、阴阳、人身五脏六腑、经络循行、主病脉证、诊法治则等，融会众说，以资临床。

本书以韵语编为赋体，明白浅易，简洁精练，切于实用，便于发蒙，利于初学者咏诵。因此广为流传，影响甚远。书中各歌诀也屡被其他医书辑录，大为裨益于医道。书中尚有一些记述甚少见于他书，如论剪草"婺州产者最良。根名白药，治金疮"等。

不过，本书亦不免明末著作之通弊，糅合数种著述，但不言出处，同时编排又散乱，体例与论述未能融合，前后有不少抵牾之处。特别是药性方面，书中不同之处所言更是多有纷歧。如诸品药性主治指掌部分论"薄荷叶，味辛，性凉"，而部类药性赋部分则言"薄荷，味辛苦温"。另外，本书各版本中，四性药性赋和诸药主病部分中均称"常山"，而部类药性赋中又呼为"恒山"，前后不一，令人费解。

二、本书版本考证

(一)《青囊药性赋》版本流传考订

《青囊药性赋》作为医药发蒙读物，亦为"坊贾射利之本"，屡经翻刻，版本众多。各版本书名、卷数混乱不一，甚至内容也互有出入。《中国中医古籍总目》（以下简称《总目》）记载的版本已达 45 种；而通过孔夫子旧书网（www. kongfz. cn）交易记录和各书籍记载，发现民间尚流传 10 余种《总目》未收载的版本。

《青囊药性赋》版本多数刻印粗陋，没有序、跋，无法确定具体刊刻时间。有的版本有序，却未言及所使用的祖本和参校本，亦有翻刻他人版本而作新版等情况。因此，各版本之间源流混乱，情况复杂。现根据作者所见资料，对《青囊药性赋》版本作简略考察和概述。

《青囊药性赋》版本可分为三种：单行本、合刊本《医方药性合编》、合刊本《医门初学万金一统要诀》。各版本绝大多数为两层楼版式。

1. 《青囊药性赋》单行本

《总目》记载《青囊药性赋》单行本的版本有 19 种。其中明代版本有 2 种：明闽建书林余庆堂刻本，存于辽宁中医药大学图书馆；明闽建书林黄灿宇刻本，题名《鼎刻京板太医院校正分类青囊药性赋》，存于国家图书馆、中国中医科学院图书馆。其余 17 种均为清代版本。例如清咸丰十一年辛酉（1861）习爱堂刻本和清光绪十四年戊子（1888）两仪堂刻本，存于江西省图书馆；清令德堂刻本，存于苏州市中医院图书馆。其记载的若干版本现已散佚不存。

通过调查，单行本有以下若干特征：

(1) 绣像本《青囊药性赋》系列

《青囊药性赋》单行本中有若干版本，正文前均有历代名医的图赞，内容及内容排列又一致，现统称为《青囊药性赋》绣像本。目前《青囊药性赋》绣像本系列包括文茂堂梓行清光绪十年（1884）甲申仲秋镌的《珠囊药性赋》，文华堂梓行清光绪十三年（1887）丁亥秋镌的《绣像珍珠囊药性赋》，三义堂梓行已亥年仲秋镌的《珍珠囊药性赋》，宝书堂藏板的《绣像药性赋》，聚和堂藏板的《绣像药性赋》，文义堂梓行的《珍珠囊药性赋》，文成堂梓行的《珍珠囊药性赋》，荣德堂梓行的《珍珠囊药性赋》，以及成文信藏板的《珍珠囊药性赋》。这些版本大多未注明刊刻时间，且未被《总目》所录。

《青囊药性赋》绣像本正文前的图赞之名医计 9 位，分别为伏羲皇帝、神农炎帝、轩辕黄帝、天师岐伯、太乙雷公、神应王扁鹊、医圣张仲景、太医王叔和、良医华佗。这些名医的图赞与《本草蒙筌》中收录的熊宗立《医学源流》名医图赞文字内容一致，只是熊宗立《医学源流》名医图赞共收名医 14 位。

《青囊药性赋》绣像本封面内侧一般题为李东垣先生编辑，于卷次处题为太医院罗必炜参订。通常作四卷，大多数有目录两页，每卷目录常题为太医院增补珍珠囊药性赋直解。

绣像本系统《青囊药性赋》各本画像、内容基本一致。绣像本《青囊药性赋》目录中虽然没有"手足三阳表里引经主治例，但在正文中这部分内容依然存在，其内容及内容排序与《医方药性合编》明末泰和堂本基本一致。

（2）致和堂《珍珠囊药性赋》与明闽建书林黄灿宇刻本《鼎刻京板太医院校正分类青囊药性赋》的传承关系

明闽建书林黄灿宇刻本《鼎刻京板太医院校正分类青囊药性赋》是本次点校所用底本。致和堂《珍珠囊药性赋》与该本有不少相似之处：首先，封面题名、构图类同，见下图。其次，两本均为两层楼版，三卷本。另外，每卷下栏处内容顺序一致，上卷下栏均以"诸品药性阴阳论"始，中卷下栏均以"玉石部"始，下卷下栏均以"草部类下"始。

两本显著区别之处为每卷卷首牌记不同。致和堂《珍珠囊药性赋》上卷处题为珍珠囊药性赋卷上，太医院罗必炜校正，闽书林步青堂梓行；中卷处题为药性赋卷之中、太医院罗右源校正、书林致和堂刊行；下卷处题为药性赋卷之下，太医院罗右源校正，书林郑元美刊行。

明闽建书林黄灿宇刻本由益智堂梓行，上卷处题为鼎刻京板太医院校正分类青囊药性赋卷之上、太医院罗必炜校正、闽艺林黄心岫刊行；中卷处题为鼎刻京板太医院校正分类青囊药性赋卷之中，太医院罗右源校正，闽艺林黄灿宇刊行；下卷处题为鼎刻京板太医院校正分类青囊药性赋卷之下，太医院罗右源校正、闽艺林黄心岫刊行。

致和堂《珍珠囊药性赋》书中未言明刊刻年代，但其牌记中提及"书林郑元美"，此应为清乾隆时金陵以刻书为业的郑氏奎壁斋之主郑元美。因此，致和堂《珍珠囊药性赋》极有可能上承明闽建书林黄灿宇刻本。

（3）《增补珍珠赋药性全书》之单行本

现存的《增补珍珠赋药性全书》有单行本，亦有合刊本。《增补珍珠赋药性全书》单行本系列封面内侧或扉页有简略目录，分为两卷。如乾隆六十年镌刻、大德堂梓行的《青囊药性赋》封面内侧题为《增补珍珠囊药性全书》，每卷首题为太医院增补青囊药性赋直解，版心作药性赋定本。另有道光八年新镌、关西堂梓行的《增补珍珠赋药性全书》；同治甲戌年（1874）新镌、文苑斋藏板的《增补珍珠赋药性全书》扉页有简略目录，卷首处题有"富溪萧荣辉识"。

（4）其他单行本简介

《珍珠囊药性赋》年代不明，三卷。上卷处题为新刻京板太医院校正增补珍珠囊药性赋卷之上、太医院罗必炜校正，书林黄□□堂梓行；中卷处题为新刻京板太医院校正增补珍珠囊药性赋卷之中，太医院罗必炜校正，闽书林益智堂梓行；下卷处题为新刻京板太医院校正增补珍珠囊药性赋卷之下，太医院罗必炜校正，书林双峰堂梓行。

修文堂珍藏的《（太医院秘本）珍珠囊药性赋善本》年代不明，三卷。卷首处题为新刻京板太医院校正增补珍珠囊药性赋，"太医院罗必炜校正"题在两层楼版式之上栏。

文光堂梓行的《医方药性》，两卷，前有乾隆三十三年孟夏月末水梁默殿杨氏的序言。卷之上卷首题为"太医院罗必炜参订，绣谷周文光堂梓行"，卷之下卷首在下栏处题为"增补药性赋直解卷之下，会文堂藏板"。末页上栏记为"医方药性下卷终"。

2.《青囊药性赋》合刊本之一——《医方药性合编》

《医方药性合编》是《青囊药性赋》与《医方捷径》两书之合刊本。《医方捷径》是题为罗必炜参订的另一种著作，含不同内容的药性赋、诸品药性赋各一篇，另有增补分门编类药性，按功效述药，简介药物炮制法。合刊本《医方药性合编》常作四卷或二卷，其名称亦常随版本不同而变更。《总目》记载的《医方药性合编》版本为13种，其中最早的是明末泰和堂本，现藏于中国中医科学院图书馆。其余12种为清代刻本和民国石印本。

《医方药性合编》亦有名为《增补珍珠赋药性全书》的合刊本。如同文堂梓行的《增补珍珠赋药性全书》，扉页题为罗必炜先生参订，前有乾隆三十三年序言，为《太医院增补青囊药性赋直解》与《太医院增补医方捷径直解》之合刊本。积秀堂梓行的《增补珍珠赋药性全书》，扉页有简单的校订过程介绍，题为"罗必炜先生参订药性一书，原本梨枣已久，翻刻笔画定多讹舛。今积秀堂不惜重资，尚请名学校正，洵为善本，识者鉴之"。该书与《医方捷径真本》合为一册，《医方捷径真本》也有扉页，扉页有记述一如《增补珍珠赋药性全书》，其后有序，为乾隆三十三年序言。

文华堂藏板《珍珠囊药性赋医方捷径》、文星堂藏板《珍珠囊药性赋医方捷径》、聚秀堂涣古山房藏板《珍珠囊药性赋医方捷径合编》、扫叶山房藏板《珍珠囊药性赋医方捷径》、两仪堂梓行《珍珠囊药性赋医方捷径合编》、四教堂梓行《药性赋医方捷径合编》前面从"诸品药性阴阳论"始，均有部分内容不是两层楼版式。

而民国期间石印本如《珍珠囊药性赋医方捷径》上海铸记书局甲戌年秋石印本、民国上海鸿文书局石印本、上海校经山房印行本不但从"诸品药性阴阳论"始，有部分内容不是两层楼版式，后面还常增附四言举要、四百味药性歌括。上海鸿文书局石印本正文前有石城叶石光于上海所作之序。

3.《青囊药性赋》合刊本之二——《医门初学万金一

统要诀》

《医门初学万金一统要诀分类》是《青囊药性赋》《医方捷径》和《四言举要》的合刊本。根据《中国中医古籍总目》记载，《医门初学万金一统要诀分类》现存版本为 13 种，其中最早为清光绪十四年戊子（1888）南京李光明庄刻本，现藏于中国中医科学院图书馆等多家图书馆。

清光绪十四年（1888）南京李光明庄刻本乃据闽书林杨能儒本重刊而成。李光明庄主人李光明，字椿峰，号晓星樵人，因此《医门初学万金一统要诀分类》各版本每卷首常有牌记"凫山晓星樵人"。各本正文前多有王汝谦（镜堂）光绪十四年（1888）于金陵鸿雪山房知足知不足轩所题的序言。

《医门初学万金一统要诀分类》通常分为十卷。其中有些版本称为八卷，其实第一卷前有卷首一卷，卷首上栏为八脉诗、十八反歌、十九畏歌、妊娠禁服歌，卷首下栏为四言举要。第八卷后有卷末一卷，因此实为十卷本。如清光绪十四年（1888）南京李光明庄刻本。

《医门初学万金一统要诀分类》又名《新增医方药性捷径合编》，如清光绪十九年（1893）澹雅书局课本、光绪二十三年（1897）经纶元记刻本；或名为《医门药性初学要诀》，如光绪甲辰年（1904）宝庆劝学书舍刊行本。

《增补珍珠赋药性全书》有一种，扉页题为罗必炜先生参订，两仪堂藏板，分为十卷，实为合订本《医门初学万金一统要诀》。

合刊本《医方药性合编》《医门初学万金一统要诀》中，各书在卷首各署书名，甚至另加扉页。因此，现行《青囊药性赋》若干单行本亦有可能由合刊本中拆分而成。

4. 其他版本

《闽北文化述论》作者徐晓望有《增补药性赋》一种，罗必炜参订，由闽书林斯文堂梓行，咸丰四年（1854）刊刻。

福建省《南平市古籍文献联合目录》记载有《校正药性赋》二卷，罗必炜参订，上海大成书局石印本，现收藏于浦城图书馆。

《福建文献书目》记载有《医方药性合编》，太医院罗必炜参订，闽书林杨能儒刊，谦受堂藏板，四堡马玉山藏。

《浙江中医药古籍联合目录》记载有《（太医院增补）青囊药性赋直解》三卷，罗必炜编，清大鳌堂藏板。

另有灵兰堂匠板《珠囊药性赋善本》，年代不明，扉页题为太医院秘本。

根据以上版本调查，可以发现《青囊药性赋》在单行本和合刊本系统中主要分为三卷、四卷和两卷。三卷本内容及分卷多依照益智堂梓行的明刻本《鼎刻京板太医院校正分类青囊药性赋》，两卷本内容及分卷一般多依照《医方药性合编》明末泰和堂本，四卷本主要为《青囊药性赋》绣像本系统。四卷、两卷本一般比三卷本多出"制方君臣佐使法""用药各定分两""汤液煎造""古人服药活法""古人服药有法"这五部分内容。

《青囊药性赋》单行本和合刊本名称不一，但各本每卷之首最常用名称为"太医院增补青囊药性赋直解"。因此，各医书论及本书时也常用此名称。

综合以上调查，可见现存《青囊药性赋》版本多为清代坊刻本，单行本为明代版本的只有藏于辽宁中医药大学图书馆的明闽建书林余庆堂刻本和藏于国家图书馆和中国中医科学院图书馆的明闽建书林黄灿宇刻本。合刊本明代版本只有藏于中国中医科学院图书馆的《医方药性合编》明末泰和堂本。

（二）《青囊药性赋》与《珍珠囊药性赋》、胡文焕校订《新刻药性赋》为同源之作

《珍珠囊药性赋》又名《珍珠囊指掌补遗药性赋》《雷公药性赋》等，多题为李杲编辑。《青囊药性赋》有多个版本以《珍珠囊药性赋》为名，亦称为李东垣编辑，内容与传世的《珍珠囊药性赋》又大致相仿。因此，学者王今觉分析《珍珠囊药性赋》版本递嬗系统时，认为《珍珠

囊药性赋》有四个版本系统，分别为明代钱允治版本系统、唐富春版本系统、罗必炜版本系统和清代王晋三、濮礼仪版本系统，从而将《青囊药性赋》视为《珍珠囊药性赋》的一种版本。除了《珍珠囊药性赋》，胡文焕校订的《新刻药性赋》内容与《青囊药性赋》也极为相似。

比较《青囊药性赋》明闽建书林黄灿宇刻本（底本）、明末唐翀宇梓行的钱允治校订《珍珠囊指掌药性赋》本（钱《珠囊》本）、清人据明万历间虎林文会堂版精抄而成《寿亲丛书》中胡文焕校订的《新刻药性赋》（胡《药性》本），可见《青囊药性赋》近4万字内容，其中3/4与《珍珠囊药性赋》、胡文焕校订的《新刻药性赋》一致。只是《青囊药性赋》除药学歌括，另有医学歌括"初学万金一统要诀"（6000余字）、"诸药主病"（2000余字）、用药心法（60余字）。《珍珠囊药性赋》则多"标本论""十八反歌""十九畏歌""六陈歌""炮制药歌""妊娠服药禁歌"歌诀，并且"主治指掌"每药名后有一行小字介绍君臣佐使等内容，更为详尽。《珍珠囊药性赋》"用药法"包含了《青囊药性赋》和胡文焕《新刻药性赋》中的"用药身梢根法"的内容，并多1000余字。因此，《青囊药性赋》《珍珠囊药性赋》、胡文焕校订《新刻药性赋》应该为同源之作。

另外，这三种著作的校订作者中，罗必炜、胡文焕二人生卒年不详，但均活动于万历（1573—1620）年间；钱允治则生于1541年，卒于1624年。所以，这三种药性赋都可算作万历时期的著作，很难推论成书时间先后。

《青囊药性赋》和《珍珠囊药性赋》内容虽然相仿，但版本特征区别较显著。《青囊药性赋》各版本多为两层楼版式，正文前多没有序言，大多没有目录或仅有简略目录。《珍珠囊药性赋》不少版本正文前多有弘治辛酉（1501）的元山道人序言，正文前目录很详尽。如某些版本《青囊药性赋》前的简略性目录中仅有"寒性类共六十六种"一句话。而《珍珠囊药性赋》各版本目录不但记有"寒性共六十六种"，其后更尽列所述寒性药物名称、性味，记载如"犀角味苦酸咸，微寒，无毒"等。胡文焕校订《新刻药性赋》则仅有四性药性赋中药物的目录。此外，《青囊药性赋》各版本内容排列极为散乱，上下两层内容又无关联。而《珍珠囊药性赋》版本和胡文焕校订《新刻药性赋》则排列相似，基本有序，前两卷为四性药性赋和药性理论歌诀，后两卷为部类药性赋。所以，相较之下，《青囊药性赋》成书更显草率、随意。

三、本书内容溯源和相关著作者考订

《青囊药性赋》为不同时期多部医书内容的萃集。其版本一般均著明由太医院罗必炜参订。不少版本还题为李东垣编辑，太医院罗必炜参订。书中药性理论思想大多本

于金元医家张元素、李东垣之说。但各部分文字具体来源与著作者情况则相对复杂。现考察如下：

（一）参订作者生平考

《青囊药性赋》参订作者罗必炜，或名罗右源，字光国，明代万安人，生卒年不详，生平相关记载很少。大约活动于明代万历年间。曾任太医院院使，加四品服俸鸿胪寺少卿。万历年间，曾任礼部尚书兼东阁大学士李廷机（1542—1616）《谢恩疏》有这样记载："本月初二日卯时，接到圣济殿一扎，本日五鼓，圣济殿提督太监崔文升等传奉圣旨，著太医院堂上官罗必炜、御医吴翼儒、何其高随奉钦遣，到臣寓所同诊臣脉。"

目前认为罗必炜主要著作为其参订的《（太医院增补）青囊药性赋直解》《（太医院增补）医方捷径》及这两种的合刊本。经研究还发现罗必炜参与了明代朱儒《太医院志》（1584）的校订工作。朱儒所著《太医院志》题曰："檇李朱儒宗鲁甫纂，万安罗必炜光国甫参，绣林罗成名宾父甫校。"《太医院志》除朱儒序，还有罗必炜序。书后罗成名跋亦云："今罗公右源从事校雠而付之剞劂。"

（二）各部分内容溯源和作者辨析

1. 四性药性赋、药性理论歌诀源流辨析

《青囊药性赋》含有寒、热、温、平四性药性赋、药类法象等药性理论歌诀和诸品药性主治指掌。这些内容与明代经厂刻本《医要集览》中的《药性赋》及其附《珍珠囊》基本相似。只是明代经厂本《药性赋》热性赋中没有秦椒、灵砂两味药，温性赋中有"白豆蔻宽膈止胃翻而助脾"，《青囊药性赋》此处为"肉豆蔻温中，止霍乱而助脾"。经厂本《药性赋》平性赋中有"萆薢逐骨节之寒湿"，《青囊药性赋》此处为"甘松理风气而痛止"。

现存《医要集览》明代经厂本分为礼、乐、射、御、书、数六种，其中射集为《药性赋》（附《珍珠囊》），具体刊刻时间不详。一般认为明代经厂刻本各时期风格并不相同。前期（明武宗正德以前，1368—1505）经厂本承袭元代遗风，字体多为软字体，雕版格式上以黑口本为主，四周双栏。所用纸大多为白棉纸，少许为黄棉纸，偶尔使用麻纸。中期（即明武宗正德年间到明穆宗隆庆时期，1505—1572）经厂本字体渐成横平竖直、撇捺直挺的宋字体，版式方面也由黑口变为白口，版心上刻字数，下刻刊工，卷末书尾或序目之后，多有牌记。纸张上仍多用白棉纸，偶尔用竹纸。后期（即明神宗万历以后，1572—1644）经厂本字体为长宋体，版式上白口更多，黑口极少。单栏、双栏参半。印纸更多地使用竹纸，间用棉纸、毛边纸等。而《医要集览》全书线装，木刻板，白棉纸，双边，黑口，书口刻书名，双鱼尾，乌丝栏，半页10行，每行20字，其字体圆润流丽。从版本特征来看，《医要集览》与明代经厂刻本前期风格甚为相合，故可认为是明代前期经厂刻本。由此，《医要集览》中《药性赋》及其附《珍珠囊》亦可认为是《青囊药性赋》中四性药性赋、药性理论歌诀的早期源头版本之一。

　　明代经厂刻本《医要集览》中《药性赋》及其附《珍珠囊》不著撰人。《珍珠囊药性赋》、胡文焕《新刻药性赋》中这部分内容均题为李杲编撰。《本草纲目》提到张元素著《洁古珍珠囊》，谓其："书凡一卷，金·易州明医张元素所著。元素，字洁古，举进士不第，去学医，深阐轩岐秘奥，参悟天人幽微。言古方新病不相能，自成家法。辨药性之气味、阴阳、厚薄、升降、浮沉、补泻，六气、十二经及随证用药之法，立为主治、秘诀、心法、要旨，谓之《珍珠囊》。大扬医理，灵素之下，一人而已。后人翻为韵语，以便记诵，谓之《东垣珍珠囊》，谬矣。惜乎止论百品，未及遍评。"《四库全书》总目论《珍珠囊指掌补遗药性赋》也曾言："旧本题金·李杲撰，考珍珠囊为洁古老人张元素著，其书久已散失，世传东垣珍珠囊，乃后人伪托。李时珍《本草纲目》辩之甚详……盖庸医至陋之本，而亦托名于杲，妄矣。"《医要集览·珍珠囊》也以韵语而作，据上所述，应是一种《东垣珍珠囊》。

　　王今觉根据日本《杏雨书屋藏书目录》的记载"《药性赋》一卷，明·严萃撰，《医要集览》所收"等材料，考证认为明版《医要集览》中的《珍珠囊》与《药性赋》均为明代严萃所作。不过，若《医要集览》为明代前期经厂刻本，就应成书于1505年前。而严萃在弘治中（1488—1505前后）方贡太学，纵作《药性赋》，成书后能否迅速传入内廷而刻印诵读，似待商榷。

此外，早在洪武二十一年（1388）成书的刘纯《医经小学》卷一载有药性指掌，下有小字"集次见东垣《珍珠囊》，增六十三味"。该"药性指掌"前九十味药，除地榆、白豆蔻顺序互换，其所述药物和药物排序皆与《医要集览》中的《珍珠囊》"诸品药性主治指掌"相同，只不过内容是七言的药物歌诀。说明在洪武年间，即有类于《医要集览·珍珠囊》的东垣《珍珠囊》存世。

李时珍所言的《洁古珍珠囊》原书已佚，现存最早节录本为元代杜思敬《济生拔萃》中卷五《洁古珍珠囊》。比较《医要集览·珍珠囊》和《济生拔萃》中所含《洁古珍珠囊》相关药物内容，两者相去甚远。而《济生拔萃》中所含《洁古珍珠囊》内容却能与《汤液本草》中"《珍》云"内容相印证。例如《汤液本草》"升麻"条："《珍》云：脾痹，非此不能除。"《洁古珍珠囊》"升麻"条："升麻，甘苦，阳中微阴，主脾胃解肌肉间热。脾痹，非升麻梢不能除。"而《医要集览·珍珠囊》"升麻"条："升麻，味苦平，性微寒，无毒。升也，阴中之阳也。其用有四：引葱白散手阳明之风邪，引石膏止足阳明之齿痛，引诸药游行四经，升阳气于至阴之下。因名之曰升麻。"这就说明东垣《珍珠囊》可能并非仅为张元素《洁古珍珠囊》"翻为韵语"之作，而是承载元素学术理念的另一类《珍珠囊》。

万历年间，《医要集览》中《药性赋》《珍珠囊》的歌括甚是风行。其时，除《青囊药性赋》《珍珠囊药性赋》、胡文焕校订《新刻药性赋》外，郑宁《药性要略大全》（1545）卷一《药性赋》、彭用光《体仁汇编》（1549）卷之四"寒、热、温、平"药性赋、周礼《医圣阶梯》（1573）卷之九壬集药性赋也与《医要集览》中《药性赋》基本相同。李汤卿《心印绀珠经》（1542）"辩药性第八"，载"东垣诸品药性"，则基本与《医要集览》中的《珍珠囊》"药性主治指掌"内容相似。

此外，《岭南卫生方》日本天宝十二年（1830）学古馆藏板刻本下卷有"李杲药性赋"，该赋前90味药与明代经厂刻本《医要集览》中的《珍珠囊》"药性主治指掌"基本相同。《岭南卫生方》虽为宋代李璆、张志远原辑，元时汝州人释继洪纂修而成，但是学古馆藏板刻本序言明确提到该书于万历四年（1576）复经邹善校刊，并命娄安道增八证及药性于其后。因此，《岭南卫生方》日本天宝十二年学古馆藏板刻本中"李杲药性赋"也应与《医要集览》中《珍珠囊》相关。

（二）部类药性赋源流辨析

《青囊药性赋》中的部类药性赋未注明著者。钱允治校订的《珍珠囊指掌药性赋》明末唐翀宇梓行本卷之三、卷之四内容为部类药性赋，题为熊宗立（又号勿听子，1409—1481）编订。胡文焕《新刻药性赋》下卷内容也是玉石等部类药性赋，亦题为鳌峰熊宗立道轩撰，全菴胡文焕德甫校。所以，据与罗必炜同时代的钱允治、胡文焕的校订著作，可以推论《青囊药性赋》中部类药性赋应为熊宗立所撰。李时珍在《本草纲目》提到"我明刘纯、熊宗立、傅滋辈，皆有歌括及药性赋，以授初学记诵"，亦可为之佐证。

（三）其他部分内容溯源

《青囊药性赋》中的"初学万金一统要诀"内容约大半与《苍生司命》首卷"经论总抄"相同。《苍生司命》由明代虞抟（1438—1517）所撰，现存最早版本为清康熙十六年（1667）还读斋刻本。而龚廷贤《万病回春》卷之一"万金一统述"比《苍生司命》内容更接近《青囊药性赋》中的"初学万金一统要诀"。《万病回春》撰于万历丁亥年（1587），现存最早版本为万历三十年（1602）金陵周氏重刊本。

《青囊药性赋》中的"诸药主病"也与龚廷贤《万病

回春》卷之一"诸病主药"内容基本相似。

《青囊药性赋》中的"用药心法"（张子和云：不读本草，焉知药性，专泥药性，决不识病。假饶识病，未必得法。识病得法，工中之甲。能穷《素问》，病受何气，便知用药，当择何味），上溯可见刘纯《医经小学》卷之一"医学指南总诀二首并出《玉匮金钥》"。

《青囊药性赋》中的"本草五味"和钱允治校订的《珍珠囊指掌药性赋》"药本五味歌"相似，上溯可见于刘纯《医经小学》卷一"药本五味集次见《内经·至真要大论》诸篇"。

四、收录《青囊药性赋》相关内容的著作情况

由于《青囊药性赋》汇集了万历年间最为流行的药物歌诀，因此其后明清不少医籍辑录《青囊药性赋》中相关内容。其中收录四性药性赋的医籍最多。

纪征瀚研究表明，收录四性药性赋的医籍包括：

明代王宗显辑、吴郡钱允治校《医方捷径指南全书》（1644）卷一载药性赋，基本同《青囊药性赋》四性药性赋。

清代翟良《医学启蒙汇编》（1659），卷六载珍珠囊赋，基本同《鼎刻京板太医院校正分类青囊药性赋》四性药性赋。

清代沈李龙《食物本草会纂》（1691），卷十一载"药性赋"。

清代刘常彦《医学全书》（1795），卷一载药性赋。

清代张光斗《增补药性雷公炮制》（1809）卷之九，载《药性赋》。

清代赵亮采《医门小学本草快读贯注》（1887），两层楼版式，下栏以寒、热、温、平分四卷，在药性赋正文后夹小字注解。

清代尹乐渠《医学捷要》（1871），卷四录药性赋。

清代坐啸山人《诊验医方歌括》（1881）卷下录药性赋，分寒、热、温、平四性。

清代吴锡圭《医门要诀》（1885），上卷药性赋同四性药性赋，并作药性赋续。

清代刘济川《外科心法真验指掌》（1887），卷二亨部有寒、热、温、平各药品。

清代何巘《何氏药性赋》（1894），基本同《医要集览》中的《药性赋》。

清代《抄本药性赋》（1908），作者不详录，《药性赋》偶加眉批，补充说明功用、主治。

清代江秉乾《家传医学入门》（1911）上卷"药性说"分寒、热、温、平。

清代作者不详，《脉诀药性病机赋》（约1911），载药性赋。

清代袁凤鸣遗著《药性三字经》（年代不详），内有四性药性赋，并仿四性药性赋，补续四性药性赋。

此外，尚有仿寒、热、温、平四性分类法的医药书。如明代杜文燮《药鉴》（1598）卷一"寒、热、温、平四赋，增补东垣未尽之意"，其药味与内容与四性药性赋并不类同。明代蒋仪《药镜》（1641），取其药分温、热、平、寒四部，载药344种，编为赋体，叙述药性功治、鉴别炮制等。清代夏鼎《幼科铁镜》（1695），卷六载《药性赋幼科摘要》，在四性药性赋基础上筛选收录97味药，仿四性药性赋体例而改写者。清代程曦、江诚、雷大震《医家四要》（1884），卷四"药赋新编"，分寒、热、温、平四门，收药三百余味。清代龚锡麟《天宝本草》（1871）有寒性赋，热性赋、温性赋，平性赋，约一百五十味，体例仿四性药性赋，但内容多为草药药性及功能主治。清代陆晋笙《学医便读》（1922），辑"药赋新编"，即《医家四要》（1884）之"药赋新编"。

收录"药性主治指掌"内容的医籍包括：

宋代大梁李缪、延平张致远原辑，元代汝州释继洪纂修之《岭南卫生方》（1619）有明代娄安道增补的"李杲药性赋"，内容即诸品药性主治指掌，其后另增补自荆芥至旋覆花等药，体例亦同诸品药性主治指掌。

明代孟继孔《幼幼集》（1593）下卷附"本草药性"，

载儿科用药 43 味，每药前半部分系引自诸品药性主治指掌，后面加入儿科用药特点，非对语。

收录"初学万金一统要诀"内容的医籍包括：

明代皇甫中著、王肯堂订补、邵达参补的《订补明医指掌》（1587）首卷"经论总抄"。

清代程曦、江诚、雷大震《医家四要》（1884），卷一"附万金一统述"。

收录"诸药主病"内容的医籍包括：

清代坐啸山人《诊验医方歌括》（1881）卷下录诸药主病。

总 书 目

I

诊　法

针灸推拿

本　草

方　书

卫生编

袖珍方

仁术便览

古方汇精

圣济总录

众妙仙方

李氏医鉴

医方丛话

医方约说

医方便览

乾坤生意

悬袖便方

救急易方

程氏释方

集古良方

摄生总论

辨症良方

活人心法（朱权）

卫生家宝方

寿世简便集

医方大成论

医方考绳愆

鸡峰普济方

饲鹤亭集方

临症经验方

思济堂方书

济世碎金方

揣摩有得集

亟斋急应奇方

乾坤生意秘韫

简易普济良方

内外验方秘传

名方类证医书大全

新编南北经验医方大成

临证综合

医级

医悟

丹台玉案

玉机辨症

古今医诗

本草权度

弄丸心法

医林绳墨

医学碎金

医学粹精

医宗备要

医宗宝镜

医宗撮精

医经小学

医垒元戎

医家四要

证治要义

松厓医径

扁鹊心书

素仙简要

慎斋遗书

折肱漫录

丹溪心法附余

IV